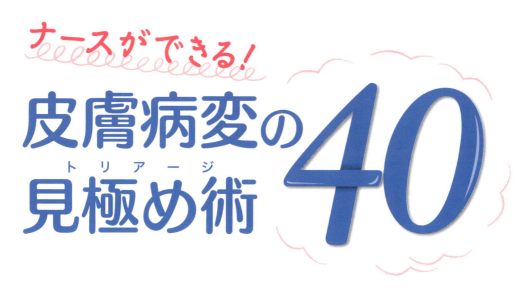

ナースができる！
皮膚病変の見極め術(トリアージ)40

東京医科大学八王子医療センター皮膚科 教授
梅林芳弘 編著

南山堂

編　集

梅 林 芳 弘　　東京医科大学八王子医療センター皮膚科 教授

執筆者 (執筆順)

梅 林 芳 弘　　東京医科大学八王子医療センター皮膚科 教授

神 﨑 美 玲　　水戸済生会総合病院皮膚科 主任部長

田口詩路麻　　筑波大学附属病院水戸地域医療教育センター
　　　　　　　　茨城県厚生連総合病院水戸協同病院皮膚科 部長

斎藤万寿吉　　東京医科大学皮膚科学分野 講師

井 上 多 恵　　さいたま赤十字病院皮膚科 部長

伊 藤 周 作　　日立総合病院皮膚科 主任医長

前 　賢一郎　　東京医科大学皮膚科学分野

桐 山 徳 子　　東京医科大学皮膚科学分野

山 田 七 子　　鳥取大学医学部附属病院卒後臨床研修センター 副センター長 准教授 /
　　　　　　　　鳥取大学医学部皮膚病態学分野

原 田 和 俊　　東京医科大学皮膚科学分野 准教授

権 東 容 秀　　戸田中央総合病院皮膚科

内 山 真 樹　　東京医科大学皮膚科学分野

沖山奈緒子　　筑波大学医学医療系皮膚科 講師

阿部名美子　　東京医科大学皮膚科学分野 講師

石 井 良 征　　筑波大学医学医療系皮膚科 講師

能 登 　舞　　秋田大学大学院医学系研究科皮膚科学・形成外科学講座

岸 田 功 典　　東京医科大学八王子医療センター皮膚科

小 玉 光 子　　秋田看護福祉大学看護福祉学部看護学科 教授

堤 　 玲 子　　鳥取大学医学部皮膚病態学分野

井 上 紗 恵　　筑波大学医学医療系皮膚科

加 藤 雪 彦　　東京医科大学八王子医療センター皮膚科 准教授

はじめに
～皮膚科医と一緒に見極めよう！～

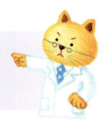

　ナースのみなさん，こんにちは．たぶん，はじめまして．皮膚科医人生30年の梅林芳弘と申します．どうぞ，よろしく．

　今までいくつもの病院やクリニックで皮膚病の患者さんを診てきました．皮膚科はどこも患者さんが多くて混んでますよね．待合に患者さんがあふれかえって「あと，どれくらい待ちますかー」なんて訊かれることも多いんじゃないかと思います．アトラクションみたいに1人何分と決まっていたら「ただいまの待ち時間90分」と案内も掲げられるでしょうが，そんなの決まっていないのだから困りますよね．

　おまけに，受付の順番どおりに診るのが正しいとも言えません．今の医療現場はどこもギリギリの人員でやっています．限られた時間や資源（リソース）は，医療の必要度に応じて効率よく振り分けられるべきなのです．とりわけ救急の現場では，重症度に応じた優先順位の見極めを行っています．これがトリアージの考え方です．

　本書は，この「見極め術（トリアージ）」を皮膚科診療に応用したものです．患者さんに最初に接する医療のプロはナースのみなさんです．「何分待つかわかりません」「順番通り」という対応なら，医学知識も国家資格もいりません．「この患者さん，待たせちゃいけない」「待っているうちにやれることがあるんじゃないか」などプロの見極め術が求められているのです．

　問診票を書いてもらってそれを読み，患者さんの話を聴いて，できる範囲で皮膚病変を見せてもらい，場合によってはバイタルを測り，これは，と思ったら診察中のドクターに報告しましょう．当の患者さんを含め，みんながどれほど助かるか．

　そういうことのできるプラチナ級ともいうべきナースは，ドクターの思考パターンが読めているのでしょう．では，ドクターはどのように考えを進めていくのか．まず正しい診断です．そのうえで適切な治療です．診断というのは，ごめんなさい，「皮膚統合性の障害」ではありません．そんなふうに診断するドクターはいないので，その診断名はドクターとの連携上，役に立たないのです．

　皮膚病の種類は2,000～3,000あると言われています．しかし，患者さんの85％は上位20疾患が占めるとされます．本書で扱っている皮膚疾患の数は40です．疾患の数としては全体の5％以下にすぎません（残り95％超はドクターの領分でしょう）．でも，この5％以下でおそらく患者さんの9割はカバーできます．役に立つ40疾患なのです．

本書ではあえて教科書的な構成はとらず，症例から始めます．一般外来，救急外来，病棟，在宅や介護施設等々，さまざまな場面で遭遇するであろう患者さんがリアルに提示されます．どんな病気なのか，もしそこに皮膚科医がいない場合，すぐに知らせるべきなのか，翌日以降でもいいのか，一緒に考えていきましょう．解説ページでは，それがどういう病気なのか，思い切り砕いて砕いて説明しています．その知識のうえで，実際の患者さんに対し，どういう手順で診療を進めていくのか，そこを先読みしてすぐに動ける態勢を整えておくことが，現場を円滑に回していくうえでとても大事です．最後に，ナースの独擅場ともいうべききめ細かい患者指導，それについても詳しく述べています．

　折しも 2018 年から，日本皮膚科学会が皮膚疾患ケア看護師制度を発足させました．本書が，皮膚疾患ケアのエキスパートを目指すみなさんにとって，楽しくも有益なテキストであらんことを願っています．

　最後に，見ているだけで気持ちがほっこりする猫ドクターのイラストを提供して下さった鈴木真実先生，編者の偏執狂的にしつこい修正にお付き合いいただいた執筆者の先生方と南山堂編集部の松村みどりさんに深く感謝申し上げます．

2018 年 2 月

東京医科大学八王子医療センター皮膚科

梅林芳弘

目次

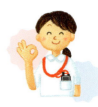

ケース		著者	頁
1	くちびるが腫れ，意識を失った	梅林芳弘	1
2	痒い発疹が出たり消えたり	梅林芳弘	5
3	毎年，冬になるとすねが痒くなる	梅林芳弘	9
4	以前から，全身に痒い皮疹を繰り返している	梅林芳弘	13
5	全身真っ赤になった	梅林芳弘	17
6	顔が赤くなり，耳が腫れた	神﨑美玲	21
7	くちびるに水疱ができて，ピリピリ痛い	田口詩路麻	25
8	顔の左側に水疱ができて，ビリビリ痛い	斎藤万寿吉	29
9	手に何かできている	井上多恵	33
10	子どもの体にぶつぶつがいっぱい	伊藤周作	37
11	子どもの顔にかさぶたがいっぱい	伊藤周作	41
12	熱があり，右頬が赤い	田口詩路麻	45
13	熱があり，足が腫れている	前賢一郎	49
14	寝たきりの高齢者，陰部が赤い	神﨑美玲	53
15	毎年，夏になると胸に発疹が出る	伊藤周作	57
16	足の裏の皮がむける	桐山徳子	61
17	殿部が赤くなって痒い	山田七子	65
18	爪が厚く変形し，変色している	原田和俊	69
19	全身が激しく痒い，特に夜	神﨑美玲	73
20	脚に何かがくっついている	斎藤万寿吉	77
21	何かに手を咬まれた	権東容秀	81

ケース			
22	全身に発疹，くちびるがむけている	神﨑美玲	85
23	全身に水ぶくれが増えてきた	内山真樹	89
24	咳で息苦しく，皮膚も痒い	沖山奈緒子	93
25	髪の毛がどんどん抜ける	内山真樹	97
26	全身に赤い皮疹が増えてきた	阿部名美子	101
27	脚に赤い発疹，関節が痛い	石井良征	105
28	頬に何かできている	能登 舞	109
29	陰部がただれ，軟膏をぬっても治らない	能登 舞	113
30	足の裏のほくろが盛り上がってきた	能登 舞	117
31	風呂に入ったら，熱湯だった	能登 舞，梅林芳弘	121
32	脚が痛い	岸田功典	125
33	寝たきりの患者，殿部が赤い	小玉光子	129
34	ストーマのまわりが赤くただれた	小玉光子	133
35	顔のしみが気になる	堤 玲子	137
36	顔のぶつぶつが気になる	井上紗惠	141
37	歩くと足の裏が痛い	井上多恵	145
38	足の親指が腫れて痛い	原田和俊	149
39	がん患者，足の裏が痛い	加藤雪彦	153
40	点滴を刺しているところが痛くなった	梅林芳弘	157

解答疾患名一覧 161
トリアージ一覧 162
索引 163

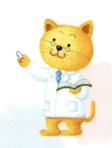

本書の読み方

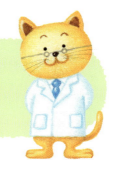

- 本書は全編，1項目4ページのクイズ形式になっています．
- 40問のクイズを解きながら，それぞれの原因となっている40の皮膚疾患について，学ぶことができます．

1ページ目　問題ページ

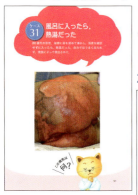

2～4ページ目　解説ページ

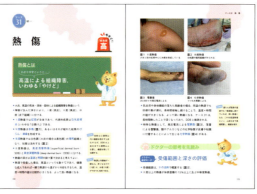

ページをめくると…

解答の疾患名がわかります！

1．問題ページの読み方

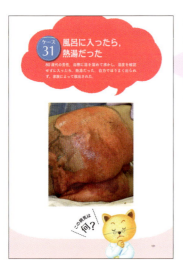

症例の概要と写真を載せています．
概要と写真を見て，
これはどんな疾患？
緊急度はどのくらい？
など，予想しながら，ページをめくりましょう！

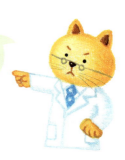

全問正解できるまで
読み返せば，
あなたも皮膚病変
マスターに！

viii

2. 解説ページの読み方

- 解答となる疾患について，3ページで解説しています．
- 箇条書きになっているので，スラスラ読み進めることができますが，下の6つのポイントを意識しながら読むと，より理解が深まります．

POINT1 ▶ 疾患の緊急度がわかる！
解答の疾患名の隣には，緊急度が表示されています．
緊急度は以下の3段階にわかれており，どのタイミングで皮膚科医の診察を受けるべきなのか，ひと目でわかります．
それぞれのアイコンは以下のような意味になっています．

 緊急度高：今すぐに皮膚科医の診察が必要！

 緊急度中：翌日には皮膚科医の診察を受けましょう

 緊急度低：数日後に皮膚科医の診察を受ければOK

POINT3 ▶ ドクターが最初に行う検査や治療がわかる！
「ドクターの思考を先読み！」では，ドクターがまず，どのような検査や治療を検討するかがわかります．
ナースがドクターの動きを「先読み」することで，素早く処置に動くことができますね．

POINT4 ▶ アドバンスな知識にも対応！
欄外の memo には，+αな知識を記載しています．ここまで知っていれば，猫ドクターもたじたじのプラチナナースです！

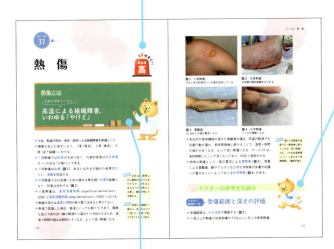

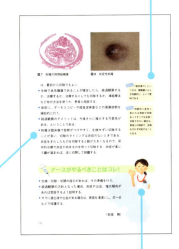

POINT2 ▶ 疾患について学べる！
「○○とは」では，疾患の基礎知識を解説しています．
黒板を見れば，それがどのような病気なのかが一言でわかります．

POINT5 ▶ 関連する疾患にも言及！
文章の先頭が■のところは関連する疾患についての解説です．あわせて読むことで，より理解が深まるでしょう．

POINT6 ▶ ケアのポイントがわかる！
「ナースがやるべきことはコレ！」では，ナースが行うケアのポイントが解説されています．疾患ごとにどのようなケアを行うか，ケアのときに注意すべきことは何か，しっかり理解しておきましょう！

ケース1 くちびるが腫れ，意識を失った

20歳代の男性．突然意識を失って救急車で来院．来院時は意識清明．血圧84/52mmHg．口唇が腫脹し，体に小さな発疹が散在している．

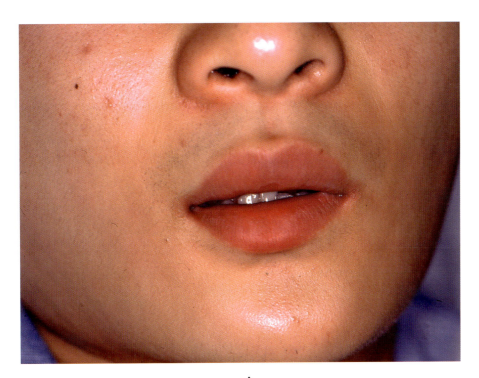

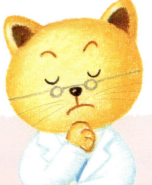

この病気は何？

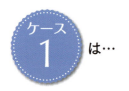
は…

アナフィラキシーショック

アナフィラキシーショックとは

わかりやすくいうと…

突然のアレルギー反応で血圧が下がり，死ぬかもしれない状態

- 突然発症（即時型）のアレルギー反応が全身性に生じ，生命に危機が及びうるほど重篤なものが**アナフィラキシー**である．
- アナフィラキシーのうち，血圧低下や意識障害を伴うものがアナフィラキシーショックである．
- 皮膚・粘膜症状はアナフィラキシーの80〜90％に生じる[1]．
- ケース1の皮膚症状（口唇の腫脹）は**血管性浮腫**である．体に出ているのは蕁麻疹である．
- 皮膚症状に加え，呼吸器（呼吸困難，喘鳴，低酸素血症など）か循環器（ショック）のどちらかの症状があればアナフィラキシーと診断できる（**図1**）．
- アナフィラキシーの原因としては，食物（そば，小麦，鶏卵，乳製品など），薬剤（抗菌薬，解熱鎮痛薬，造影剤など），蜂刺症が多い[1]．
- わが国における死亡例は年間60例前後[1]．

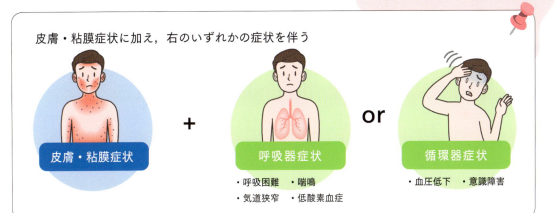

図1 アナフィラキシーの症状

ドクターの思考を先読み！

ドクター，最初の一手！ アドレナリンの筋注

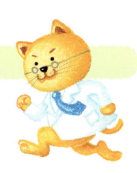

- アドレナリンの量（成人量）は，エピペン®を用いるなら0.3 mg，ボスミン®のアンプルを用いるなら1/3〜1/2 A（0.3〜0.5mg）.
- 同時に**酸素**投与（6〜8 L/分）と**補液**（生理食塩水，乳酸リンゲル液）を開始する.
- いったん落ち着いても，二相性に症状が再燃することがあるので，原則入院とする.
- 再発した際の備えとして，アドレナリン自己注射薬（エピペン®）の処方を検討する.

> memo ステロイドもよく使われるが，作用発現に数時間を要するため，最初の数時間については延命効果がない[1]．立証されていないが，二相性に出現する症状を予防するかもしれないので用いられている．

ナースがやるべきことはコレ！

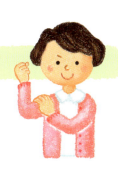

- 血管性浮腫，蕁麻疹，蜂刺症の患者では，診察を待っているうちに，血圧と（パルスオキシメーターによる）経皮的動脈血酸素飽和度（SpO_2）を測定しておく．
- ショックを起こしている場合は，仰臥位にして下肢を挙

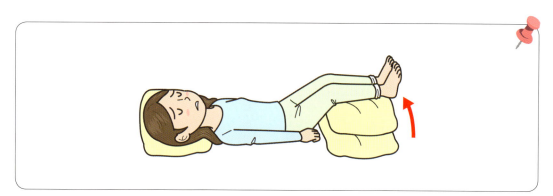

図2 ショック体位
仰臥位にして下肢を挙上させる．

上させる（**図2**）．
- 同時に人を集める．可能なら，院内蘇生チームに任せる．
- さもなければ，救急カートを運び込み，① アドレナリン筋注，② 点滴ルート確保と補液，③ 酸素投与の3つを同時進行で開始する．
- 「ボスミン® 0.5ミリ！」と言われたら，注射液 0.5 mL がアドレナリン 0.5 mg なので，単位は気にしなくてよい．

参考文献
1) 海老澤元宏，他：アナフィラキシーガイドライン，p1-23，日本アレルギー学会，2014．

（梅林芳弘）

ケース 2 痒い発疹が出たり消えたり

20歳代の女性.2日前から全身に痒い発疹が出現した.いったん消えるが,部位と形を変えてまた出てくる.

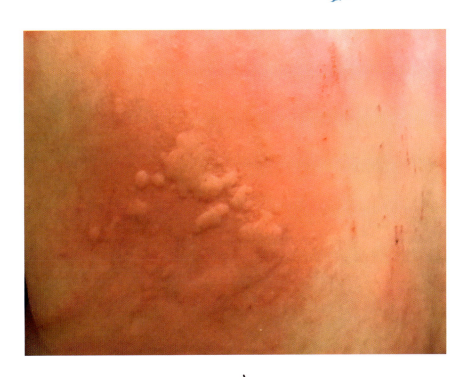

この病気は何?

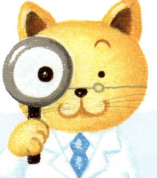

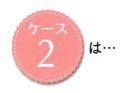

ケース 2 は…

蕁麻疹

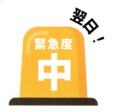

蕁麻疹とは

わかりやすくいうと…

24 時間以内に消える痒い発疹

- 一過性の痒い発疹を膨疹という．
- 一過性とは，通常 24 時間以内に消えるものを指す．
- 膨疹の出る病気が蕁麻疹である．
- 「膨疹」は症状で，「蕁麻疹」は病名である．
- 逆にいうと，蕁麻疹で出る個々の発疹（個疹という）が膨疹である．
- 詳しくいうと，蕁麻疹（膨疹）は，真皮浅層に限局する一過性の浮腫である．
- 一過性なので，診察時点では発疹がないことも多い．
- 発疹がなければ，皮膚病なのに見てもわからない．患者の話が頼りである．
- 話で診断する場合，「蚊に刺されたように痒く，少し盛り上がっている」「時間が経つと自然に消えるが，また別なところに出てくる」というのがポイント．
- 膨疹が消えたところには何の痕も残らない．

	蕁麻疹	湿疹
個疹の経過	一過性	持続性
病変の位置	真皮（真皮には血管あり）	表皮（表皮には血管なし）
治療の主体	内服薬	外用薬

図1 蕁麻疹と湿疹の違い

- 蕁麻疹の原因として，食物や薬物，物理的刺激（機械的刺激，寒冷あるいは温熱刺激）が挙げられる．
- しかし，蕁麻疹の7割以上は誘因の特定・回避が困難[1]で，これを**特発性の蕁麻疹**という．
- 特発性の蕁麻疹のうち，発症1か月以内のものを**急性蕁麻疹**，1か月以上続いているものを**慢性蕁麻疹**という．ケース2は急性蕁麻疹である．
- 急性蕁麻疹では，感染症が関与していることが多いとされる[2]．
- 浮腫が真皮浅層よりも深い組織（真皮深層から皮下組織）に生じたものを**血管性浮腫**（またはクインケの浮腫）という．血管性浮腫の持続時間は24時間を超え，2，3日続く．

memo 海外では，罹病期間6週間以内を急性蕁麻疹，6週間以上を慢性蕁麻疹としている．

ドクターの思考を先読み

ドクター，最初の一手！ 抗ヒスタミン薬の内服

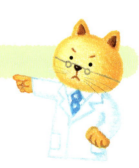

- 蕁麻疹は真皮で起きている．深いので外用薬では届かない．真皮には血管が通っているので，内服薬が効く．逆に，表皮の病気（湿疹・皮膚炎）には外用薬が有効で，血管のない表皮に内服薬は遠回り（**図1**）．
- 内服薬としては，抗ヒスタミン薬が第一選択である．

- 特に，中枢神経系抑制作用の少ない**非鎮静性**の抗ヒスタミン薬が推奨される［ビラスチン（ビラノア®），デスロラタジン（デザレックス®），フェキソフェナジン（アレグラ®），ベポタスチン（タリオン®），エピナスチン（アレジオン®）など］．
- 外用薬，ステロイド，強力ネオミノファーゲンシー®は，蕁麻疹にルーチンに使う薬ではない．

ナースがやるべきことはコレ！

- ケース2のように広範囲の蕁麻疹では，**アナフィラキシー**に注意（☞ p.2）．
- 具体的には，血圧と（パルスオキシメーターによる）SpO$_2$，（感染症の関与を考えて）体温を測定しておく．
- 気分がすぐれなさそうな印象があれば，ベッド上仰臥位で血圧を測り，そのままドクターの診察を待つ（万が一アナフィラキシーなら，急いで人を集めドクターを呼ぶ）．

参考文献
1) 平郡隆明：蕁麻疹の分類．秀　道広 他編，蕁麻疹・血管性浮腫パーフェクトマスター，p15-19，中山書店，2013．
2) 堀川達弥：急性蕁麻疹の原因・検査．秀　道広 他編，蕁麻疹・血管性浮腫パーフェクトマスター，p134-138，中山書店，2013．

（梅林芳弘）

ケース3 毎年，冬になるとすねが痒くなる

70歳代の男性．毎年，冬になると下腿を中心に痒みが出現する．

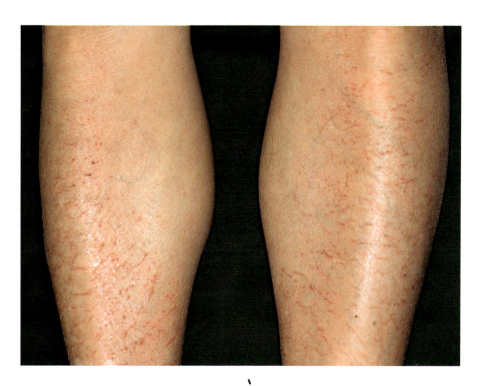

この病気は何？

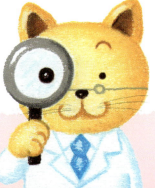

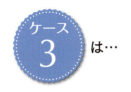ケース3 は…

皮脂欠乏性皮膚炎

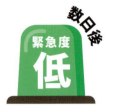
数日後 緊急度 低

皮脂欠乏性皮膚炎とは
わかりやすくいうと…
皮膚の乾燥による湿疹

- 皮膚が乾燥した状態をドライスキン，乾皮症，あるいは**皮脂欠乏症**という．
- 皮脂欠乏症では，痒みに対する閾値が低下している．つまり，軽い刺激でも容易に痒みを感じやすい皮膚になっている．
- 痒みは掻破行動を招き，掻破は湿疹を誘発する．これが皮脂欠乏性皮膚炎である．
- 誘発された湿疹はいっそうの痒みをもたらし，さらなる掻破によって湿疹はますます悪化し，こじれていく（**図1**）．
- 好発部位は下腿であるが，体幹・上肢にも及びうる．
- 掻きこわして滲出液が出るようになると，**貨幣状皮膚炎**という（**図2**）．
- 皮膚の乾燥をもたらす3要素は，①年齢（中年〜高齢者），②季節（冬季），③生活習慣である．変わりうるのは②と③，努力で変えられるのは③だけである．
- 生活習慣上最も注意すべきなのは，入浴時に**ナイロンタオル**などで擦り過ぎていないか，ということである．

ケース3　皮脂欠乏性皮膚炎

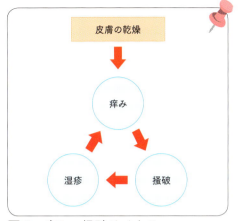

図1　痒み−掻破サイクル
（itch-scratch cycle）

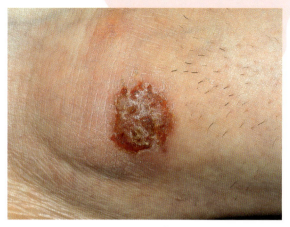

図2　くるぶしの貨幣状皮膚炎

ドクターの思考を先読み

ドクター, 最初の一手!　保湿薬＋ステロイドの外用

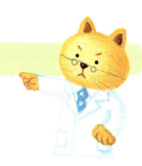

- 皮膚の乾燥（皮脂欠乏症）には, 保湿薬（ヒルドイド®ソフト軟膏など）を外用する.
- 湿疹化した場合（皮脂欠乏性皮膚炎）には, ステロイド外用薬を用いる.
- 保湿薬とステロイド外用薬は重ね塗りしてもよいが, しばしば便宜を考えて混合したものが処方される.
- 滲出が強い場合（貨幣状皮膚炎）には, ステロイド外用薬と亜鉛華軟膏の重層法が用いられる.
- 薬物療法に加え, 生活指導は必須である.

ナースがやるべきことはコレ!

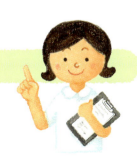

- 生活指導で禁止すべき3項目は, ① 掻く, ② 擦る, ③ 温める, である.
- 痒みを覚えたときは, 掻かずに, 冷やすか, 外用薬を塗るように指導する. 叩く, 抓るなどは掻くのと同じで禁止.

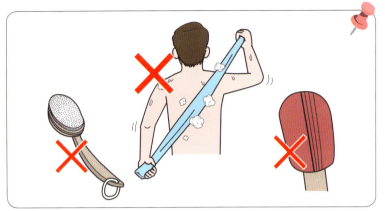

図3 入浴時の注意
ナイロンタオル，ボディブラシ，垢すりなど硬い素材で擦ることは禁止させる．

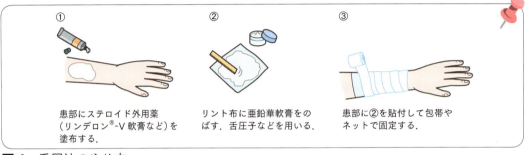

① 患部にステロイド外用薬（リンデロン®-V軟膏など）を塗布する．
② リント布に亜鉛華軟膏をのばす．舌圧子などを用いる．
③ 患部に②を貼付して包帯やネットで固定する．

図4 重層法のやり方

- 入浴時，ナイロンタオルなど硬い素材のもので擦るのは真っ先にやめさせる（**図3**）．垢すり，ボディブラシも禁止．
- 洗い方を訊かれたら，顔を洗うときのように，石けんを手で泡立てて優しくなで洗いするように指導する．手が届かなければ，シャワーで流すだけでよい．
- 浴槽につかる場合，温度ぬるめ，時間短めで体を温め過ぎないようにする．
- 冬季は，電気毛布などによる過度の暖房にも注意．
- 食事について聞かれたら，アルコールや辛いものを控えさせる．
- 保湿薬とステロイド外用薬を重ね塗りする場合，塗る順番はどちらが先でもよい．
- 重層法の指示が出たら，やり方について指導する（**図4**）．亜鉛華軟膏はオリブ油で落とす（処方してもらってもよい）．

（梅林芳弘）

> **memo** 掻くのをやめるのが難しいのは，3つのカンが阻むからである．即ち，①夜間（寝ている間に掻いている），②習慣（掻くのが長年の癖になっている），③快感（掻き出すと気持ちがよくてやめられない）の3つ．

ケース4 以前から，全身に痒い皮疹を繰り返している

10歳代の女児．乳児期から全身に痒みのある発疹を繰り返している．ここ数週間でまた著しく悪化した．気管支喘息で通院加療中．両親にアレルギー性鼻炎がある．

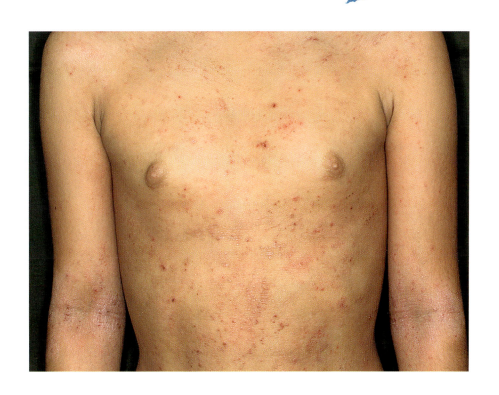

この病気は何？

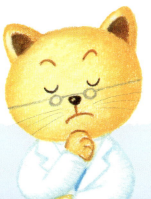

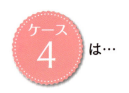
ケース 4 は…

アトピー性皮膚炎

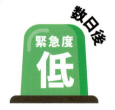

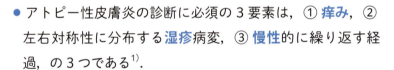

アトピー性皮膚炎とは

わかりやすくいうと…

左右対称性の湿疹を慢性的に繰り返す病気

- アトピー性皮膚炎の診断に必須の3要素は，① 痒み，② 左右対称性に分布する湿疹病変，③ 慢性的に繰り返す経過，の3つである[1)].
- 湿疹は通常痒みを伴うので，①は②に包含させうる．また，左右対称性の分布を「対側性」という．これらのことからもっと短くまとめると，アトピー性皮膚炎とは，「対側性の湿疹を繰り返す病気」となる．
- 「慢性」の定義は，乳児では2か月以上，そのほかでは6か月以上である．
- 必須項目①〜③に加え，参考項目として④ アトピー素因がある[2)].
- アトピー素因とは，(i) アトピー性疾患（気管支喘息，アレルギー性鼻炎，アレルギー性結膜炎，アトピー性皮膚炎）の家族歴・既往歴，または，(ii) 血清 IgE 値の上昇である[1)].

memo 「乳児」の定義は，法律（児童福祉法，母子保健法）では1歳未満だが，アトピー性皮膚炎では2歳未満[2)] をいう．

ケース4　アトピー性皮膚炎

表1　ステロイド外用薬の各ランクにある「○○ベート」

ランク	商品名	一般名
strongest	デルモベート®	クロベタゾールプロピオン酸エステル
very strong	アンテベート®	ベタメタゾン酪酸エステルプロピオン酸エステル
strong	ベトネベート®	ベタメタゾン吉草酸エステル
mild	キンダベート®	クロベタゾン酪酸エステル

mild は，medium（中間）ともいうが，よく使われる4群の最下位なので mild の方が覚えやすいだろう．
strong は，ベトネベート® と主成分が同じリンデロン®-V の方が有名かもしれない．

- 好発部位は，乳児期では頭部・顔面，幼小児期では頸部・四肢屈曲部（肘窩・膝窩），成人では上半身である[1]．
- 重要な合併症にカポジ水痘様発疹症（☞p.27），伝染性軟属腫（☞p.38），伝染性膿痂疹（☞p.42）がある[1]．

ドクターの思考を先読み

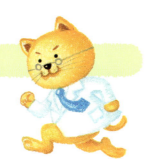

ドクター，最初の一手！　ステロイドの外用

- わかりやすく，湿疹 ≒ 皮膚炎，アトピー ≒ アレルギーと考えよう．
- 一般的に，アレルギーにはステロイドが用いられる (a)．
- 湿疹・皮膚炎は表皮の病気だから，内服薬ではなく外用薬が第一選択 (b)（☞「2．蕁麻疹」p.7）．
- (a)，(b) から導き出されるのは，アトピー性皮膚炎にはまず**ステロイド外用薬**，ということである．
- ステロイド外用薬は，抗炎症効果の強さにより，strongest, very strong, strong, mild (medium) の4群に分けられる．
- 4群からそれぞれ1剤ずつ覚えておこう（**表1**）．
- 顔面には mild を使い，strong 以上のものは用いない．
- 体幹・四肢では，炎症の程度に応じて mild～very strong の中から選択するが，小児・高齢者ではワンランク下げて

> memo　mild より弱い weak というのもあるが，実際に用いられるものとしては mild が最弱．

用いる.
- ステロイド外用薬に並んで用いられるのは**免疫抑制薬**の外用薬［タクロリムス（プロトピック®）軟膏］である.
- 強力なステロイド外用薬を用いにくい顔面の寛解維持に，プロトピック®軟膏はよい適応である.
- アトピー性皮膚炎の発症，炎症の再燃を抑制するためには，**保湿薬**［ヘパリン類似物質（ヒルドイド®ソフト）軟膏など］も有用である.
- 抗ヒスタミン薬の内服は蕁麻疹では必須，アトピー性皮膚炎では補助療法の位置づけである[1].蕁麻疹（☞ p.8）と同様，非鎮静性のものを選ぶ.
- 最重症のアトピー性皮膚炎には，免疫抑制薬［シクロスポリン（ネオーラル®）］の内服も考慮される.
- 湿疹一般に対する生活指導（☞「3. 皮脂欠乏性皮膚炎」p.10）は必須である.

ナースがやるべきことはコレ！

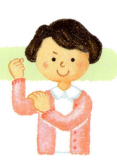

- 皮疹が悪化したように見える場合は，（カポジ水痘様発疹症の合併もあるので）診察前に体温を測っておく.
- 湿疹・皮膚炎一般の注意事項（☞「3. 皮脂欠乏性皮膚炎」p.11）を指導する.

参考文献
1) 加藤則人，他：アトピー性皮膚炎診療ガイドライン2016年版.日皮会誌，126(2)：121-155，2016.
2) 片山一朗 監：アトピー性皮膚炎診療ガイドライン2015.協和企画，2015.

（梅林芳弘）

ケース5 全身真っ赤になった

70歳代の男性．以前から痒い発疹が出没していたが，最近全身に拡がって真っ赤になった．

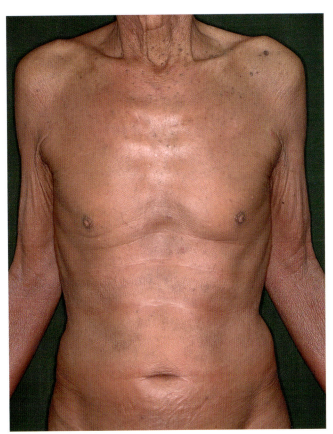

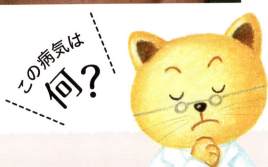

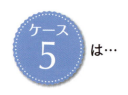
ケース5 は…

紅皮症

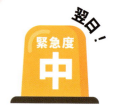
翌日！
緊急度 中

紅皮症とは

わかりやすくいうと…

全身の皮膚が真っ赤になった状態

- 「徹底的に」と言いたいときに，健康な皮膚が残っていない状態をイメージして「完膚(かんぷ)なきまでに」というが，それに倣(なら)えば「完膚なきまでに赤い状態」が紅皮症である．
- ただし「完膚なきまでに」というのは言葉の綾であって100%である必要はなく，90%以上の皮膚が赤ければ紅皮症と言ってよい．
- 「赤い状態」を厳密に言うと，紅斑でなくてはならない．
- 紅斑とは，血管拡張や充血・うっ血によって紅潮した皮膚をいう．血管内の出来事であるから，表面から押して血管をつぶせば赤い色は消える．これが紫斑や色素斑（血管外に赤血球や色素があるので押しても消えない）との鑑別点である（図1）．
- とはいえ，入浴など温熱によって全身皮膚の血管が拡張し，一時的に赤くなる現象は紅皮症に含めない．
- 紅皮症では種々の程度の鱗屑（角質の剥脱）を伴う．特に

memo 「完膚なきまでに」赤い絵の具を塗っても紅皮症ではない．

ケース5 紅皮症

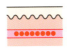 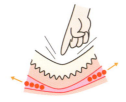 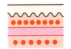 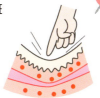

a. 紅斑　　紅斑は血管拡張や充血である．血管内に原因があるので，押して血管をつぶし，血液を周囲に駆出してしまえば色は消える．

b. 紫斑・色素斑　　紫斑は出血，色素斑はメラニンなどの色素沈着である．血管外に原因があるので，押して血管をつぶしても，色は消えない．

図1　紅斑と紫斑・色素斑

鱗屑が多い場合，「剥脱性皮膚炎」ともいう．
- 鱗屑は表皮の異常が角層に及んだときに現れる現象で，ある程度病変が持続していることを示唆する．
- まとめると，紅皮症とは，全身90％以上の皮膚に紅斑と鱗屑をきたした状態である．
- 紅皮症は症候名の一種であり，これを生じる疾患はさまざまである．
- 紅皮症の原因疾患は，大きく分けると，① 皮膚疾患，② 全身疾患，③ 薬疹，④ 原因不明である．
- 紅皮症をきたす皮膚疾患は，(1) 湿疹，(2) 乾癬，(3) その他に分けられ，わが国では75％が(1)である．これを**湿疹続発性紅皮症**という．
- 紅皮症をきたす全身疾患の多くは白血病や悪性リンパ腫に伴う腫瘍性紅皮症である．
- 粘膜や皮膚にびらんがある場合は，重症薬疹（スティーブンス・ジョンソン症候群，中毒性表皮壊死症）を疑う（☞p.86）．
- 紅皮症では皮膚のバリア機能が破綻するため，水分やタンパクが失われる．
- また皮膚血流量が増しているため，心拍出量が増えて心不全の原因となる．また，皮膚からの熱放散が増加して，体温調節機構が障害される．
- 発熱・脱水・浮腫・リンパ節腫脹といった全身症状，貧血・低タンパク血症・電解質異常といった検査値異常を伴いやすい．

memo　海外では，乾癬続発性，すなわち乾癬性紅皮症の頻度がわが国より高い．

ドクターの思考を先読み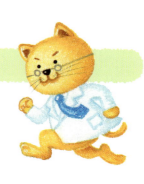

ドクター、最初の一手！ 皮膚生検

- 紅皮症は症候なので，治療の前に原因疾患を見極める必要がある．そのためにまず皮膚生検を行う．
- 薬疹の可能性も10〜20％あるため，それまでの投薬内容をできるだけ整理する．
- 脱水・電解質異常がある場合，入院のうえ，補液を行う．
- 発熱がある場合，感染源の検索を行ったうえで抗菌薬投与を考慮する．
- 湿疹続発性紅皮症が多いこともあり，多くの場合ステロイド外用薬が奏効する．ただし，皮膚からの吸収が亢進していることに注意が必要．
- 乾癬続発性の紅皮症（乾癬性紅皮症，☞ p.103）では，シクロスポリン（ネオーラル®），エトレチナート（チガソン®），生物学的製剤のインフリキシマブ（レミケード®）などの投与を検討する（☞ p.104）．

ナースがやるべきことはコレ！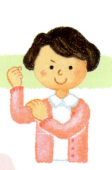

- バイタルサインを測定し，採血，皮膚生検，補液の準備を行う．
- 入院となった場合，体温をモニタし，空調で室温を快適な温度に保つ．
- 低タンパク血症を伴いやすいので，栄養状態を評価し改善する．

（梅林芳弘）

ケース6 顔が赤くなり，耳が腫れた

50歳代の女性．自宅で白髪染めをしたところ，2日後から強い痒みが出現した．顔が赤くなり，耳が腫れて「じくじく」している．

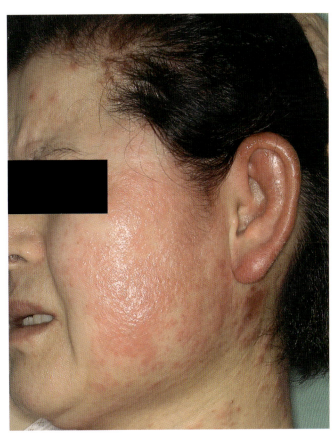

この病気は何？

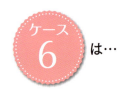

ケース 6 は…

接触皮膚炎

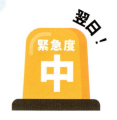

接触皮膚炎とは

わかりやすくいうと…

皮膚に接触した物質が原因で生じる皮膚炎，いわゆる「かぶれ」

- 接触皮膚炎は，大きく**刺激性接触皮膚炎**と**アレルギー性接触皮膚炎**に分類される[1].
- 接触皮膚炎の原因となる物質を**接触源**という．
- 刺激性接触皮膚炎は，接触源そのものの毒性によって生じ，誰にでも起こりうる．
- アレルギー性接触皮膚炎は，T細胞を介した**遅延型アレルギー**を機序とするもので，接触源（この場合アレルゲン）による感作が成立した人にのみ生じる．
- 原因物質が接触した部位に一致して生じるので，多少なりとも境界明瞭な病変になる，という点が重要である．
- 症状としては，紅斑，丘疹，小水疱がみられ，痒みを伴う．
- 日用品，化粧品，植物，食物，金属，医薬品をはじめ日常生活のあらゆるものが接触源となりうる[1].
- 職業と密接に関連する場合は，化学物質が原因であることが多い[1].

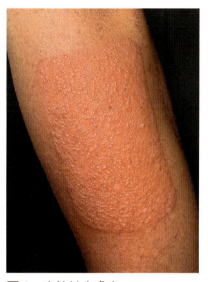

図1 光接触皮膚炎
ケトプロフェン貼付剤（モーラス®テープ）による．

表1 部位と主な接触源

部位	主な接触源
頭	染毛剤，シャンプー
顔面	化粧品，外用薬，メガネ
眼周囲	点眼薬，眼軟膏，化粧品
耳	ピアス
口唇	化粧品，食物
首	ネックレス
体幹	下着，ゴム，ベルトのバックル
手・足	洗剤，金属，ゴム，皮革製品

- ケース6は，染毛剤による接触皮膚炎である．
- 特殊なものとして，光線が関与する**光接触皮膚炎**（図1）[1]，主婦手湿疹，おむつ皮膚炎などがある．

ドクターの思考を先読み

ドクター，最初の一手！ 原因物質の特定と除去，ステロイドの外用

- 接触皮膚炎の治療で最も大切なことは，原因となる接触源を特定して除去することである[1]．
- 接触源の種類によって皮疹の分布に特徴があるため（**表1**），詳細な問診をすれば，原因をある程度特定できる．
- 特定した原因物質を除去する．例えば，点眼薬や外用薬，湿布のたぐいなら中止させる．
- 皮膚炎そのものには**ステロイド外用薬**を塗布する．痒みが強い場合には抗ヒスタミン薬の内服を併用する．
- 重症例では，ステロイドの内服を考慮する．

- 皮膚炎の軽快後，**貼布試験**（パッチテスト）により，原因物質の確認，追究を行う．
- ジャパニーズスタンダードアレルゲンを用いると，原因物質を広くスクリーニングできる．
- 接触源がはっきりと特定できない場合や，職業上の理由で除去が容易でない場合には，皮膚炎は難治になる傾向がある．

 ## ナースがやるべきことはコレ！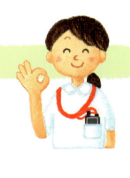

- 接触源を避けるための生活指導が最も重要である．
- 染毛剤は，患者が使用中止をためらう場合が多いため，原因物質を含まない代替品の使用を推奨する．
- **主婦手湿疹**では，刺激を避けるためにふだんから木綿製の手袋を着用し，水仕事の際にはその上からゴム手袋を重ねて使用するよう指導する．
- **おむつ皮膚炎**では，おむつがあたる部位の皮膚を清潔に保ち，蒸れないようにおむつ交換を頻回に行う．

参考文献
1) 高山かおる，他：接触皮膚炎診療ガイドライン．日皮会誌，119（9）：1757-1793，2009．

（神﨑美玲）

ケース7 くちびるに水疱ができて，ピリピリ痛い

30歳代の男性．1週間前から口唇に水疱が出現した．ピリピリとした痛みがある．過去に同様の症状を繰り返している．

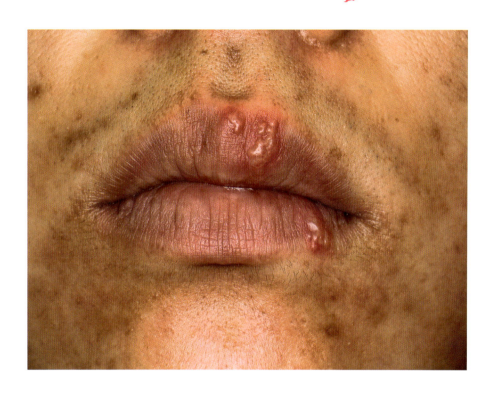

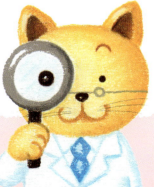

この病気は何？

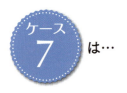

ケース 7 は…

単純疱疹

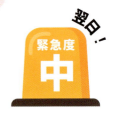

単純疱疹とは

わかりやすくいうと…

単純疱疹ウイルスによる小水疱ができる病気

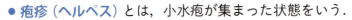

- 疱疹（ヘルペス）とは，小水疱が集まった状態をいう．
- 疱疹をきたす疾患に単純疱疹（単純ヘルペス）と帯状疱疹がある．
- 単純疱疹の原因は，神経節に潜伏した単純疱疹ウイルス（herpes simplex virus：HSV）の再活性化である[1]．
- HSV には，HSV-1 と HSV-2 の 2 型に分類され，HSV-1 は顔面，特に口唇に再発し，口唇ヘルペスともいう．HSV-2 は下半身，特に性器に再発を繰り返す[1]（表1）．
- 風邪や胃腸障害などの病気や身体の抵抗力が落ちているとき，また海水浴やスキーなどで紫外線に長時間さらされたときに，発症しやすい[1]．
- 単純疱疹は再発を繰り返すことが多い．
- 口の中，口唇，口角にピリピリとした痛みのある小さな水疱が出現するが，そのほかに，陰部や殿部などにも出現する場合がある．

表1 単純疱疹ウイルス（HSV）の型と好発部位，症状

原因	HSV-1	HSV-2
好発部位	口唇・口腔粘膜	性器・殿部
初感染（症状）	ヘルペス性歯肉口内炎	急性性器ヘルペス
	（高熱・多発・激痛）	
再発型（症状）	口唇ヘルペス	性器ヘルペス
	（発熱なし・痛みも軽度）	

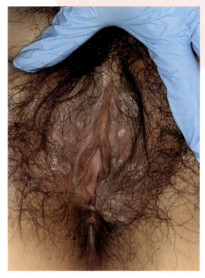

図1 性器ヘルペスの初感染

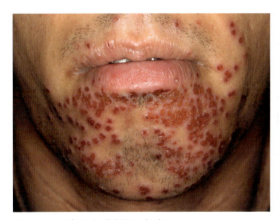

図2 カポジ水痘様発疹症

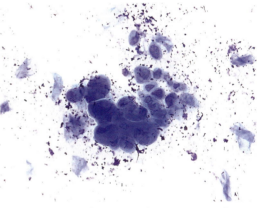

図3 ウイルス性巨細胞（ツァンク試験）

- 水疱は数日後に破れ，しだいに乾いていき，2週間ほどで自然治癒するが，神経節の中で潜伏するため，周期的に増殖して，再度同じところに水疱をつくる．
- 一般的に遭遇する単純疱疹の多くが再発性であるが，時に初感染で症状が強い場合もある（図1）．
- アトピー性皮膚炎（👉 p.14）患者では，バリア障害のため拡大してカポジ水痘様発疹症に至ることがある（図2）．
- 水疱内容をスライドガラスに移し，簡易ギムザ染色で染めるとウイルス性巨細胞が観察される（図3）．これをツァンク試験（Tzanck test）といい，診察室で数分程度で行える．
- ツァンク試験では，帯状疱疹とは区別できないので，モ

ノクローナル抗体による HSV 抗原の検出を試みる．

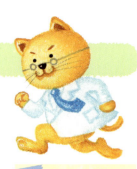

ドクターの思考を先読み

ドクター，最初の一手！ 抗ウイルス薬の投与

- 原則として，バルシクロビル（バルトレックス®）かファムシクロビル（ファムビル®）の内服を用いる．
- 初感染やカポジ水痘様発疹症の場合，体温を含めたバイタルサインの測定をし，全身症状があれば入院のうえ，アシクロビル（ゾビラックス® など）の点滴治療も検討する．

> memo 腎機能に応じた用量調整が必要であるが，そもそも1日量が帯状疱疹の1/2～1/3なので，過剰投与のリスクは低いともいえる．

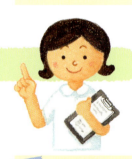

ナースがやるべきことはコレ！

- ツァンク試験で必要なのは，鑷子，スライドガラス，染色液，水切り用のペーパーとドライヤーである．
- 性器ヘルペスでは，可能ならば同性の医療者が立ち会ったうえで羞恥心に配慮するとよいだろう．
- 治療中は，家族やパートナー間での接触感染に注意させる（タオルの共有や性行為は禁止）．

> memo 口唇ヘルペスのある親がアトピー性皮膚炎のある子どもにキスや頬ずりをすると，カポジ水痘様発疹症になりかねない．

参考文献
1) 大塚藤男，他：皮膚科学 第9版，p737-742，金芳堂，2011．

（田口詩路麻）

ケース 8 顔の左側に水疱ができて，ビリビリ痛い

60歳代の女性．1週間前から左顔面の痛みを自覚していた．3日前から同部位が赤くなっているのに気づいていたが，今朝になって水疱が生じてきた．

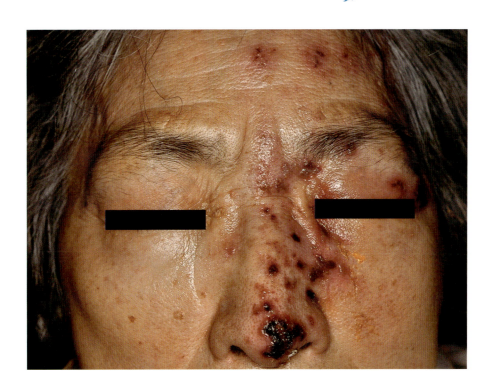

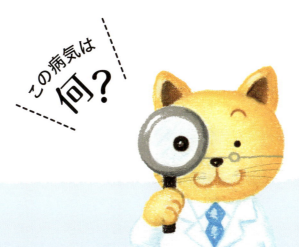

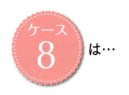
ケース 8 は…

帯状疱疹

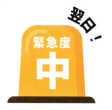

帯状疱疹とは

わかりやすくいうと…

水痘のウイルスが再活性化し，片側の神経領域に水疱ができる病気

- 幼少期に罹患した水痘のウイルス，すなわち**水痘・帯状疱疹ウイルス**（varicella zoster virus：VZV）は，水痘が完治したあとも神経節に**潜伏感染**している．
- VZV の潜伏感染は数年から数十年にわたり，特に症状を呈さず治療も必要としない．
- 免疫力の低下（過労，ストレス，その他の病気など）により，潜伏感染していた VZV が**再活性化**すると，ウイルスは神経を通り皮膚に達する．
- そのため**神経支配領域**に一致して，帯状に疼痛と皮膚症状を呈する．
- 好発部位は，胸髄神経支配領域（胸背部：**図1**）や三叉神経支配領域（顔面）である．
- 皮膚症状は，初期は浮腫性紅斑であり，やがて水疱を生じる．
- 水疱内容のツァンク試験（☞「7. 単純疱疹」図3，p.27）でウイルス性巨細胞が検出される．

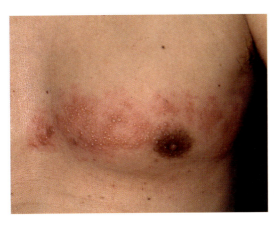

図1 左第4胸髄神経領域の帯状疱疹
写真提供：梅林芳弘

- ツァンク試験では，単純疱疹とは区別できないので，モノクローナル抗体によるVZV抗原の検出を試みる．
- 水疱は破れてびらんとなり痂皮が付着して治癒していく．
- 皮膚症状が改善しても疼痛が残存することがある（帯状疱疹後神経痛）．初期治療と疼痛管理が重要である．
- 汎発疹（所属する神経支配領域以外の発疹）が多い場合は，水痘への対処に準じる．
- 病変が顔面の場合は，顔面神経麻痺・難聴・耳鳴り・めまい（ラムゼイ・ハント症候群），眼合併症に注意が必要である．
- 腰仙髄領域では排尿障害に留意する．

🐾 ドクターの思考を先読み

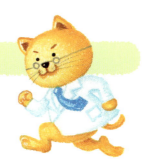

ドクター，最初の一手！ 抗ウイルス薬の投与

- 外来では，内服薬として，バラシクロビル（バルトレックス®），ファムシクロビル（ファムビル®）を投与する．
- これらは，腎機能による用量調整が必要であるから，事前に腎機能を評価しておくことが望ましい．
- 2017年9月に上市されたアメナメビル（アメナリーフ®）は，肝代謝のため腎機能による用量調節が不要である．ただし，多くの薬剤と相互作用があるため，併用薬には注意が必要である．

memo いずれも内服期間は1週間．

- 発熱，汎発疹，広範囲の病変，顔面や陰部の病変では，入院のうえアシクロビル（ゾビラックス®など）の点滴静注を検討する．
- 汎発疹がなければ，個室管理は必要ない．患部を被い，手袋を着用して直接接触を避ける．
- 汎発疹があれば，水痘と同じく空気感染すると考えて，個室管理とする．
- ラムゼイ・ハント症候群や眼合併症が疑われる場合は，耳鼻科や眼科に診察を依頼する．
- 痛みに対しては，急性期はアセトアミノフェン（カロナール®）や非ステロイド性抗炎症薬（NSAIDs）を投与する．
- 慢性期の帯状疱疹後神経痛に対しては，プレガバリン（リリカ®）やトラマドール塩酸塩・アセトアミノフェン配合錠（トラムセット®）を処方したり，ペインクリニックを紹介する．
- 外用薬として，保険収載されているNSAIDs外用薬を使うこともある．

ナースがやるべきことはコレ！

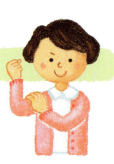

- 体温を測定する．
- 待合の患者が帯状疱疹らしいと気が付いたら，汎発疹の有無を確認する．
- 汎発疹がある場合は，個室で待機させる．入院の場合は，施設内の感染対策チームと相談し，個室を確保する．
- 最近の採血データで腎機能が評価されているかを確認する．腎機能が不明な場合は，先に採血した方がよい場合もあるのでドクターに伝える．
- 外来通院で外用療法を行う場合は，自宅の環境（軟膏処置を行ってくれる同居人はいるかなど）を確認しておく．

（斎藤万寿吉）

ケース 9 手に何かできている

10歳代の女性．2～3か月前から右手背に小結節が出現し，増大してきた．

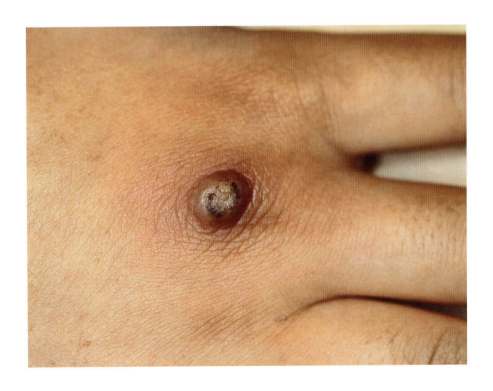

この病気は何？

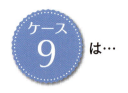 は…

尋常性疣贅

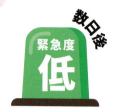

尋常性疣贅とは

わかりやすくいうと…

ヒト乳頭腫ウイルスによる皮膚の病気、いわゆる「いぼ」

- **ヒト乳頭腫ウイルス**（human papillomavirus：HPV）による限局性ウイルス感染症である．
- 尋常性疣贅はHPV2型が主体で，その他27型，57型による[1]．
- 手足（特に手指，足底）に好発する．
- ケース9のように単発性のこともあるが多くは多発性であり，集簇融合して局面を形成することもある．
- 胼胝（☞p.146）や鶏眼に類似しているが，疣贅は表面の角質を削ると点状出血をきたす（**図1**）のが鑑別点である．
- **尖圭コンジローマ**は**性感染症**（sexually transmitted infections：STI）の1つで，HPV6型，11型の感染による[2]．外陰部に乳頭状の丘疹を形成する（**図2**）．

memo これらは子宮頸がんとは関係のないウイルス型である（子宮頸がんワクチンはHPV16，18型を予防する）．

ケース9 尋常性疣贅

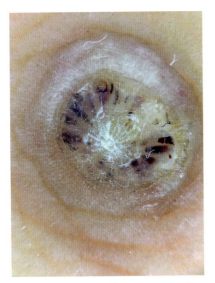

図1 ケース9のダーモスコピー像
角層内に放射状に拡散する点状出血がみられる．

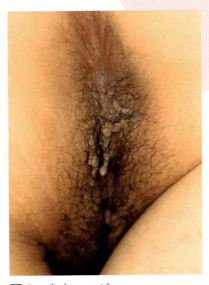

図2 尖圭コンジローマ
20歳代の女性．全身性エリテマトーデス（SLE）でステロイド内服治療中に生じた．肛門周囲に乳頭状の丘疹が多発している．

ドクターの思考を先読み

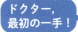

液体窒素による凍結療法

- 液体窒素（−196℃）を綿棒に浸みこませて当てたり，スプレーで噴霧する方法がある．
- 組織を急速に凍結し，緩徐に融解することの反復により細胞を壊死させる．
- 足底などでは治りにくいことが稀ではなく，長期にわたって施行している例も多い．

ナースがやるべきことはコレ！

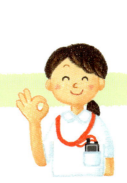

- 凍結療法用の綿棒は市販もされているが，手作りする方法を**図3**に示す．

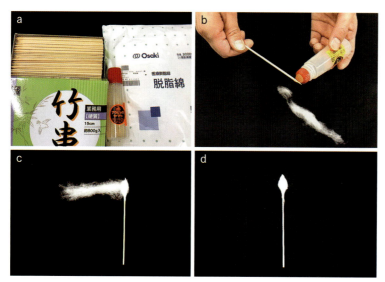

図3 凍結療法用綿棒を手作りする方法
a. 材料：竹串と液体のりと脱脂綿．
b. 竹串の先に液体のりをつけ，最初の脱脂綿をわずかな量だけ絡ませる．
c. 脱脂綿を細く，薄く巻き付けていき，先端の大きさを 2～3 cm 程度にする．
d. 完成．綿棒の先に液体窒素を染みこませて病変部に当てる．

- 市販のものでも手作りでも，綿棒は症例ごとに使い捨てる．
- 凍結療法の当日は帰宅後も痛みが来ること，翌日にはおおむねおさまること，水疱化する可能性もあり，その場合は受診してもよいことを説明するとよい．

参考文献
1) 野口奈津子, 他：ウイルス感染症. 眞鍋　求 他編, シンプル皮膚科学, p211, 南江堂, 2014.
2) 清水　宏：あたらしい皮膚科学 第2版. p472, 中山書店, 2011.

（井上多恵）

ケース10 子どもの体にぶつぶつがいっぱい

5歳の男児．数か月前より四肢・体幹に5mm大までの小結節が出現し徐々に増えてきた．

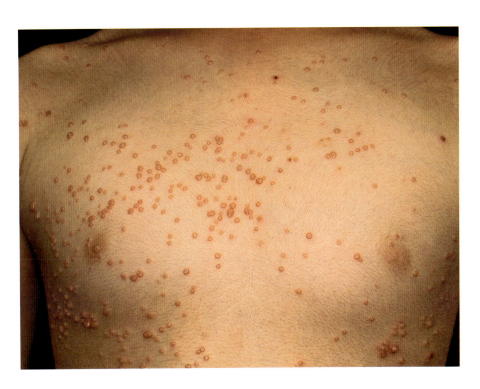

この病気は何？

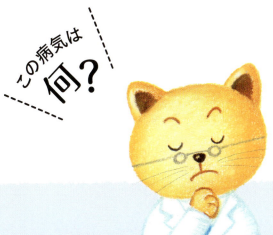

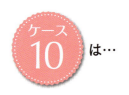

伝染性軟属腫

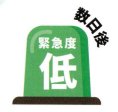

緊急度 低 数日後

伝染性軟属腫とは

わかりやすくいうと…

ウイルス性のいぼの一種，いわゆる「みずいぼ」

- いわゆる「みずいぼ」は，**伝染性軟属腫ウイルス**（pox virus）で生じる皮膚ウイルス感染症の一種である．
- 幼小児に多く，体幹や四肢に5mm程度までの光沢のある半球状の小結節が散在する．
- よく見ると小結節の中心がやや白色調を呈し，アンパンの臍のように陥凹している（**中心臍窩**）（**図1**）．
- 夏に多く，プールや集団生活，兄弟間での接触などにより感染する．
- 皮疹を掻きこわした手で他の部位に触れて拡大（自家接種）するため，多発する．
- **アトピー性皮膚炎**（☞p.14）などで皮膚のバリア機能が衰えている部位にできやすく，湿疹病変に混在することもある．
- 健康な成人に生じることは稀であり，成人例を診たらHIV感染など免疫異常をきたす疾患の有無や，ステロイドや免

> memo 中心臍窩は，一般にウイルス性皮疹の特徴である．

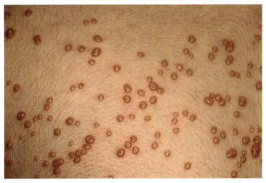
図1 拡大像
ひとつひとつの中心に陥凹がみられる.

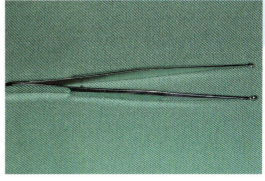
図2 軟属腫摘除用鑷子
先端がカップ状の鋭匙鑷子. 先端がリング状の鑷子もある.

疫抑制薬などを使用していないか注意する.

ドクターの思考を先読み

ドクター，最初の一手！ 軟属腫用の鑷子で摘除

- 軟属腫摘除用の鑷子（**図2**）で小結節をひとつひとつ摘み，中心部の角質物を圧出したり，小結節そのものを摘除する.
- 治療が痛みを伴うものであることから，医療者側の考え方や保護者の希望によっては，自然治癒を待つこともある.
- 半年から数年程度で自然治癒するとされるが，正確な予測は困難である[1].
- 自然治癒を待っている間，個々の軟属腫が増大したり，自家接種により増数するリスクがある.
- また，施設によっては，軟属腫がなくなるまでプールを許可してもらえないところがある．そういった集団生活上の不利益も覚悟しなくてはならない.
- ケース10の軟属腫は，かなり多い方である.
- ここまで増数してから摘除に方針転換すると，患児と医療者の負担はより大きなものとなる.

- なので，少数個あるうちに摘除してしまおうと考えることが多い．
- 貼付用局所麻酔薬のリドカインテープ（ペンレス®テープ）を軟属腫の上に貼り，1時間程度おいてから摘除する方法がある．
- ペンレス®で痛みは軽減されるが恐怖心は軽減されないため，それでも泣いてしまう子も少なくない．
- 一方，病変が少数個の場合や見るからにしっかりした子など，我慢できると判断したらペンレス®なしで摘除することもある．

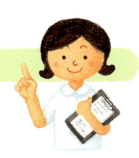

memo 摘除以外の方法として，1個1個にサリチル酸ワセリン（スピール膏™）を貼付したり，液体窒素による凍結療法などを試みることもあるが，効果についての一定の見解はない．

ナースがやるべきことはコレ！

- ペンレス®テープは1枚5×3cmで，4歳以上では1回に2枚まで，4歳未満では1枚までに留めるのが目安である[1]．あらかじめ5～10mm角程度に切っておき，合計でこれを超えないように1か所ずつ貼付していく．
- 摘除時に泣き叫ぶ子が多いため，ぬいぐるみや子ども用シールなどを用意しておき，気を紛らしたり励ましたりしながら行う．
- 摘除後は抗菌外用薬を塗布して絆創膏で被い，入浴は翌日から，とすることが多い．
- 登園や登校を制限すべき疾患ではないが，プールや集団保育などではビート板やタオルなどの共用を避け，肌と肌がなるべく直接接しないよう指導する．
- プールの後はシャワーでよく洗い流すことも指導する．

参考文献
1) 馬場直子：小児にみられる感染による皮膚疾患．臨牀と研究，94（3）：375-380, 2017.

（伊藤周作）

ケース11 子どもの顔にかさぶたがいっぱい

5歳の男児．数日前より顔，体の痒みがあり，掻きこわしていたところ，次々と増えて「じくじく」してきた．

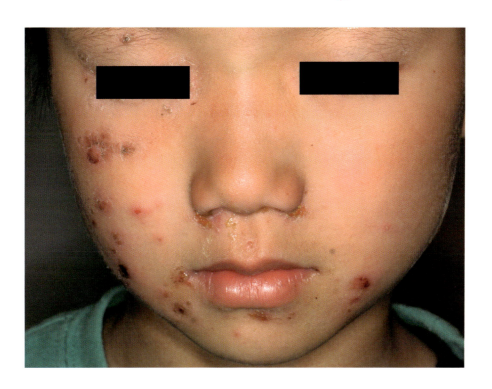

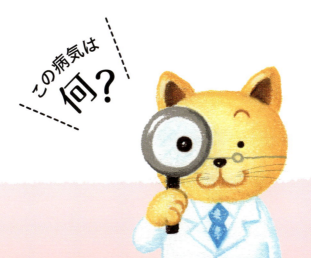

この病気は何？

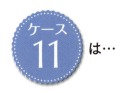
ケース **11** は…

伝染性膿痂疹

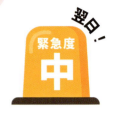

伝染性膿痂疹とは

わかりやすくいうと…

びらんと痂皮を呈する急性細菌感染症，いわゆる「とびひ」

- 夏季，乳幼児に多い**急性細菌感染症**である．
- **膿痂疹**は**膿疱**と**痂皮**（かさぶた）から成る発疹である．病変は，水疱→膿疱→びらん→痂皮と進行していくが，水疱や膿疱は破れやすい（理由は後述）ため，診察時は**びらん**と痂皮が主である．
- 擦り傷や虫刺され，**アトピー性皮膚炎**（☞p.14）などの湿疹病変を掻きこわして始まることが多い．
- 「じくじく」とした滲出液を伴うびらん，痂皮が「とびひ（飛び火）」するように伝染していく．
- 皮膚の細菌感染症の多くは，**黄色ブドウ球菌**が原因であり，伝染性膿痂疹も，9割以上は黄色ブドウ球菌による[1]．
- 黄色ブドウ球菌の産生する**表皮剥脱毒素**（exfoliative toxin：ET）が，表皮細胞間の接着を解離し，表皮浅層（顆粒層）で水疱が形成される．
- 水疱や膿疱がすぐに破れてびらんになるのは，水疱ので

> memo 水疱性膿痂疹，痂皮性膿痂疹に分類する．水疱性膿痂疹は黄色ブドウ球菌，痂皮性膿痂疹は化膿レンサ球菌，または黄色ブドウ球菌と化膿レンサ球菌との混合感染による．

ケース11 伝染性膿痂疹

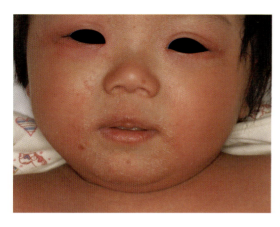

図1 ブドウ球菌性熱傷様皮膚症候群
1歳の男児．38℃の発熱と眼囲紅斑，口囲の放射状亀裂，頸部に擦過痛を伴う紅斑あり．

きる位置が浅い，すなわち疱膜が薄いためである．
- 咽頭や鼻腔内で増殖した黄色ブドウ球菌がETを産生し，これが血中に入ると**ブドウ球菌性熱傷様皮膚症候群**（staphylococcal scalded skin syndrome：SSSS）を発症する（**図1**）．発熱を伴い，鼻孔周囲や口囲・眼囲の紅斑，眼脂で始まり，放射状の亀裂・びらんを呈する．頸部，腋窩，鼠径部などの間擦部には擦過痛を伴う日焼け様紅斑・びらんを生じる．

🐾 ドクターの思考を先読み

ドクター，最初の一手！ セフェム系抗菌薬の内服

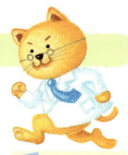

- 体重に応じたセフェム系抗菌薬を処方する．例えば，セファレキシン（ケフレックス®）25 mg/kg 分4 毎食後および就寝前，セファクロル（ケフラール®）20 mg/kg 分3 毎食後など．
- 外用は抗菌薬のフシジン酸ナトリウム（フシジンレオ®軟膏）やナジフロキサシン（アクアチム®軟膏），テトラサイクリン塩酸塩（アクロマイシン®軟膏）を使用する．ゲンタマイシン（ゲンタシン®軟膏）は耐性菌が多くあまり使用しない．
- 後述する患部の洗浄も重要である．

memo セフジニル（セフゾン®）やセフカペンピボキシル（フロモックス®）は体重を10倍した量を処方すると便利である（10 mg/kg 分3 毎食後）．

- 湿疹と膿痂疹が混在し，同時に治療が必要な症例では抗菌薬を内服させたうえでベタメタゾン・ゲンタマイシン軟膏（リンデロン®-VG軟膏）などステロイド外用薬を使用することもある．
- 痒みを伴うことも多く，抗ヒスタミン薬のレボセチリジン（ザイザル®シロップ）やエピナスチン（アレジオン®ドライシロップ）なども併用する．
- 治療前にびらん部の細菌培養を提出しておき，難治な場合は培養された菌種や感受性検査を参考に，抗菌薬の変更を検討する．

ナースがやるべきことはコレ！

- 患児の体重を測定しておく．
- 細菌培養用に咽頭培養用のスワブを用意する．
- 患部の菌量を減らすため，1日1回はシャワー時に石けんやボディソープを泡立てて患部をよく洗うよう指導する．痛がって子どもが泣くことも多いが，これも大切な治療の1つであることを説明する．
- びらん面の保護や，滲出液の多い病変には亜鉛華軟膏の**重層法**（☛「3．皮脂欠乏性皮膚炎」図4，p.12）を行ってもよい．
- 皮膚に残った亜鉛華軟膏は石けんでは落としにくいため，シャワー前にオリブ油をティッシュやガーゼに含ませて，拭き取るよう指導する．
- 登園・登校は制限しないが，患部はガーゼや包帯で覆って直（じか）に触れないようにし，プールや兄弟と一緒の入浴は治癒するまで避けさせる．

memo 亜鉛華軟膏がシート状になっているボチシートも便利である．フシジンレオ®軟膏やリンデロン®-VG軟膏を患部に塗付後，ボチシート上から当ててガーゼや包帯，ネットなどで固定する．

参考文献
1）田口詩路麻：症例22 鼻と口唇の発疹．レジデントノート，17（14）：103-106，2015．

（伊藤周作）

ケース 12 熱があり，右頬が赤い

50歳代の女性．2日前から39℃台の発熱とともに右頬部から眼囲にかけて発赤・熱感・腫脹が出現し，拡大してきた．

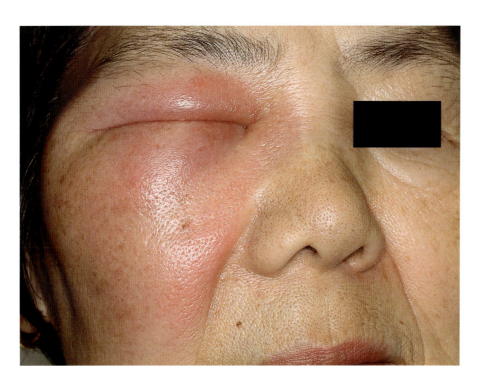

この病気は何？

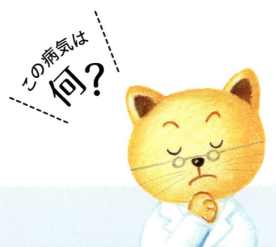

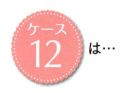は…

丹 毒

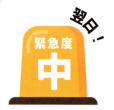

丹毒とは

わかりやすくいうと…

境界明瞭な紅斑を呈する急性細菌感染症

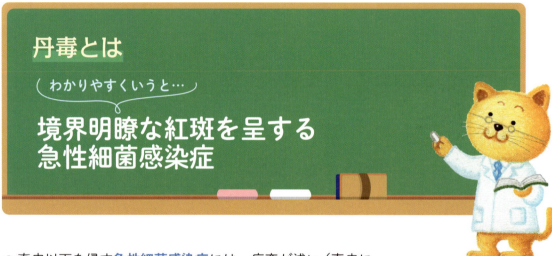

- 真皮以下を侵す急性細菌感染症には，病変が浅い（真皮に限局）丹毒と，深い（真皮深層〜皮下組織）蜂窩織炎がある．
- 丹毒は病変が浅いため，境界明瞭な紅斑を呈する．
- 顔面（特に頬部）に多く，腫脹・熱感・圧痛を伴う．
- 片側に出ることが多いが，両側性もありうる．
- 紅斑は，鼻唇溝（いわゆる法令線）を越えない．
- 耳介は皮下組織がないため蜂窩織炎では波及せず，丹毒では侵される特徴がある．
- 38℃以上の高熱を伴いやすい．
- 丹毒は顔面以外にも，四肢や体幹に出現しうる（図1）．
- 同一部位に何度も繰り返すものを習慣性丹毒という．リンパ浮腫などが背景にあることが多い．
- 原因菌は，主に化膿レンサ球菌（溶連菌）とされている[1,2]が，通常の診療で証明するのは難しい．
- 顔面の紅斑はさまざまな疾患で生じるため，鑑別に注意

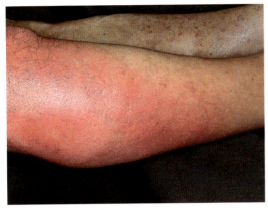

図1 下肢の丹毒
右鼠径リンパ節郭清術の既往があり，リンパ浮腫を伴っている．

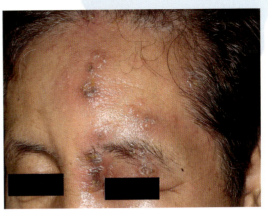

図2 鑑別が必要な疾患
① 帯状疱疹

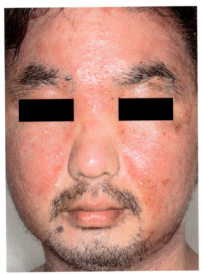

図3 鑑別が必要な疾患
② アトピー性皮膚炎

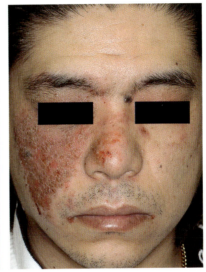

図4 鑑別が必要な疾患
③ 接触皮膚炎

する（図2〜4）．

ドクターの思考を先読み

ドクター，最初の一手！ 抗菌薬の投与

- 治療選択の参考のため，採血検査（血算，CRP，ASLOなど）を行う．

表1 丹毒に頻用する主な抗菌薬

剤形	一般名	商品名	
内服薬	アモキシシリン水和物・クラブラン酸カリウム	オーグメンチン®250RS	1回1錠 1日3回
	セファレキシン	L-ケフレックス®顆粒500mg	1回1包 1日2回
注射薬	アンピシリンナトリウム・スルバクタムナトリウム	ユナシン®-S	1回3g 1日2回
	セファゾリンナトリウム	セファメジン®α	1回1g 1日3回

- 重症度により，外来で内服薬を投与するか，入院のうえ，注射薬を点滴静注するかを検討する．
- 化膿レンサ球菌のみをターゲットにするならペニシリン系抗菌薬でよい（耐性がないため）．しかし，黄色ブドウ球菌（ペニシリン耐性がほとんど）の関与を否定できないため，第1世代セフェム系，ないしβ-ラクタマーゼ阻害薬配合ペニシリン系抗菌薬が選ばれることが多い（**表1**）．

> memo 習慣性丹毒に対しては，ミノサイクリン（ミノマイシン®）などの抗菌薬を1〜2か月継続することもある．

ナースがやるべきことはコレ！

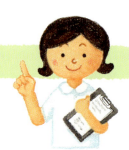

- 体温を含めたバイタルサインを測定する．
- 高熱がある場合は，診察前に採血，優先的に診察，入院ベッドの確保などの指示が出る場合があるので，ドクターに伝える．
- 症状緩和のため，局所はクーリングする．

参考文献
1) 大塚藤男：皮膚科学 第10版．p799-800, 金芳堂, 2016.
2) 盛山吉弘：丹毒・蜂窩織炎．佐藤伸一 他編, 皮膚科研修医ノート, p398-399, 診断と治療社, 2016.

（田口詩路麻）

ケース13 熱があり,足が腫れている

30歳代の女性. 1週間前に左足の第5趾にけがをした. その後, 左足背に発赤・腫脹・熱感・疼痛が拡がった. 体温は38.2℃.

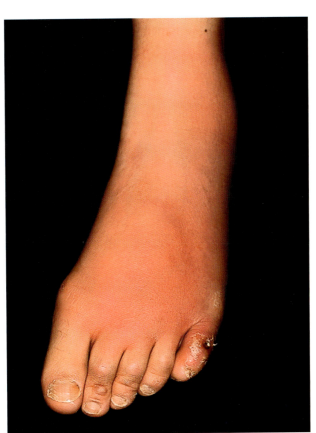

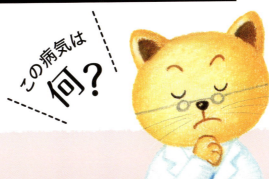

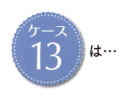

蜂窩織炎

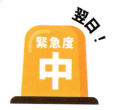

蜂窩織炎とは

わかりやすくいうと…

丹毒より深部に生じる急性細菌感染症

- 蜂窩織炎は真皮以下を侵す**急性細菌感染症**で，**丹毒**（☞p.46）より深く真皮深層から皮下組織を侵す．
- 境界明瞭な紅斑を呈する丹毒と比べ，健常部との境界はやや不明瞭である．
- 丹毒は顔面に好発するが，蜂窩織炎は**下肢**に好発する．
- 下肢以外では，上肢，殿部，顔面に生じることもある．
- 病変は急激に拡大し，局所の発赤・腫脹・熱感・痛みを呈する．
- 発熱や全身倦怠感などの全身症状を伴うことも多い．
- 糖尿病など免疫能が低下した患者では症状が悪化し，ショックに陥ることもある．
- 原因菌は，黄色ブドウ球菌，化膿レンサ球菌が多い．
- 静脈うっ滞やリンパ浮腫などを背景とし，外傷・足白癬（☞p.62）・虫刺症などを誘因とする．明らかな菌の侵入門戸が不明のことも少なくない．
- 血液検査で，白血球の増加，CRPの上昇を認める．

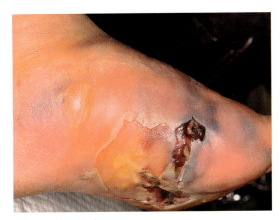

図1 ガス壊疽

- 壊死性筋膜炎，ガス壊疽，深部静脈血栓症を鑑別する．
- **壊死性筋膜炎**は，蜂窩織炎よりもさらに深く，皮下組織から浅筋膜を侵す重篤な感染症である．発赤のほかに，紫斑や水疱がみられる．CTなどの画像検査が必要であり，緊急性が高く，広範囲の**デブリードマン**が必要になる．
- **ガス壊疽**（図1）は，ガス産生菌による壊死性筋膜炎と考えてよい（☞memo）．触れると握雪感（雪を握ったような感触）があり，CTなどの画像検査でガス像を認める．糖尿病に伴うことが多い．やはり緊急性が高く，切開・デブリードマンが必要になる．
- **深部静脈血栓症**は，発赤と熱感が乏しく，腫脹や痛みが強い．肺血栓塞栓症（エコノミークラス症候群）を起こす可能性があるので，呼吸困難，胸痛の有無を確認する．

memo ガス壊疽には，汚染創から菌が侵入して筋壊死をきたすクロストリジウム性ガス壊疽と，浅筋膜レベル（壊死性筋膜炎と同じ）の非クロストリジウム性ガス壊疽とがある．皮膚科で診るのは後者が多い．

ドクターの思考を先読み

ドクター，最初の一手！ 抗菌薬の投与

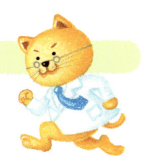

- 採血で，炎症反応の程度を確認する．
- 全身状態が悪い場合は，抗菌薬の投与の前に，血液培養を行う．びらん・潰瘍がある場合は，局所の培養も行う．
- 起炎菌は黄色ブドウ球菌，レンサ球菌であるため，第一世代セフェム系（ないしβ-ラクタマーゼ阻害薬配合ペニ

表1 蜂窩織炎でのチェックポイント

- 症状は，発赤だけか，それとも紫斑や水疱があるか．
- びらんや潰瘍があるか，あれば浅いか，深いか．また，臭いがあるか．
- 足趾の間にびらんなどの足白癬の症状があるか．
- 糖尿病やステロイド内服など免疫機能低下をきたす疾患や薬剤歴があるか．
- リンパ節郭清術などうっ滞をきたす原因があるか．

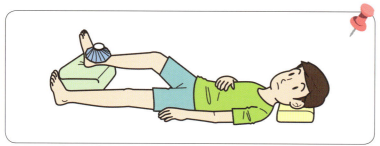

図2 下肢の蜂窩織炎

シリン系抗菌薬）を選択する．
- 軽症例は，セファレキシン（ケフレックス®）1,000 mg/日，約7日間内服とする．
- 重症例は入院加療を考慮する．セファゾリンナトリウム（セファメジン®α）1回1gを1日3回，5～7日点滴など（「12. 丹毒」表1，p.48）．

memo 重症例だがすぐに入院できない事情がある場合は，外来でセフトリアキソンナトリウム水和物（ロセフィン®）1～2gを点滴することもある．

ナースがやるべきことはコレ！

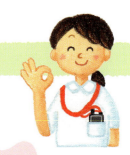

- バイタルサイン（特に体温と血圧）のチェック，ショックを起こしていないかのチェックのほか，**表1**に示したポイントもチェックする．
- 局所の冷却を行う（氷枕などで局所を冷やす）．下肢の蜂窩織炎の場合は，下肢を挙上させる（**図2**）．
- 症状が重篤な場合，可能であれば一般的な採血に加え，血液培養や点滴の留置を同時に行う．
- 上肢の蜂窩織炎の場合，健側から採血や点滴の留置を行う．

（前賢一郎）

ケース 14 寝たきりの高齢者，陰部が赤い

80歳代の男性．脳梗塞後遺症で寝たきり状態となり，おむつを使用している．陰部が浸軟して，発赤がみられる．

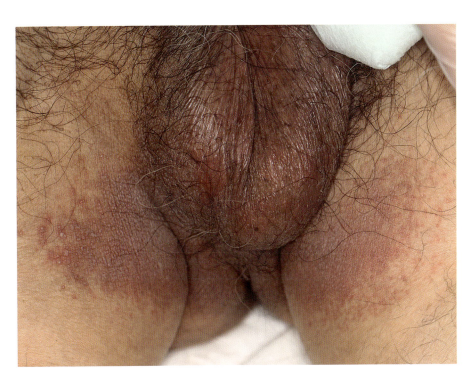

この病気は何？

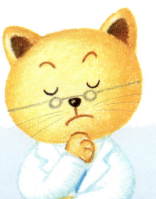

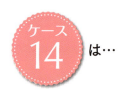

皮膚カンジダ症

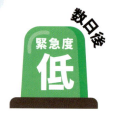

数日後 緊急度 低

皮膚カンジダ症とは

わかりやすくいうと…

カンジダというカビによる皮膚の病気

- カビを医学的には**真菌**といい，カビによる疾患を**真菌症**という．
- 真菌症には表皮・粘膜・爪・毛を侵す表在性真菌症と，真皮・内臓に及ぶ深在性真菌症がある．
- 皮膚科で日常的に見るのは**表在性真菌症**である．
- 表在性真菌症の代表的疾患は，白癬，カンジダ症，癜風の3つである．
- 皮膚カンジダ症は，カンジダ属，主に**カンジダ・アルビカンス**（*Candida albicans*）による皮膚の真菌症である．
- 発症部位により，カンジダ性間擦疹，カンジダ性指間びらん症，カンジダ性爪囲爪炎，爪カンジダ症（**図1**）などに分類される[1]．
- カンジダは粘膜や浸潤した部位に**常在菌**として定着しており，病原性は強くない．
- 糖尿病などによる易感染状態や，免疫異常，高齢・悪性

ケース14 皮膚カンジダ症

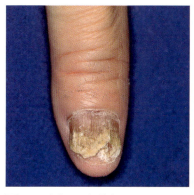

図1 爪カンジダ症

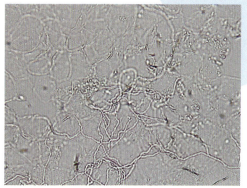

図2 カンジダの直接鏡検像
ブドウ状胞子と仮性菌糸がみられる．

- 腫瘍などによる衰弱などを背景に，日和見感染として生じることが多い．
- ステロイドの長期外用，密封状態，高温，多湿などが発症・悪化因子となる[1]．
- 病変部に鱗屑を伴う湿潤した紅斑，小膿疱，びらんを生じる．
- ケース14は，おむつ使用に伴う発汗や不潔によって，寝たきりの高齢者に生じたカンジダ性間擦疹である．

ドクターの思考を先読み

ドクター，最初の一手！ 直接鏡検後に抗真菌薬の外用

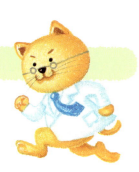

- ケース14では，おむつ皮膚炎（排泄物の刺激による接触皮膚炎）を鑑別する必要がある．
- 鑑別が必要である理由は，カンジダ症におむつ皮膚炎の治療（ステロイド外用薬）を行うと，菌が増えてしまうからである．
- 鑑別のために必要な検査は，KOH（水酸化カリウム）を用いた顕微鏡検査（直接鏡検）である[1]．
- 直接鏡検でカンジダの菌要素（ブドウ状胞子と仮性菌糸）を検出する（図2）ことで診断が確定する．
- ルリコナゾール（ルリコン®）やケトコナゾール（ニゾラー

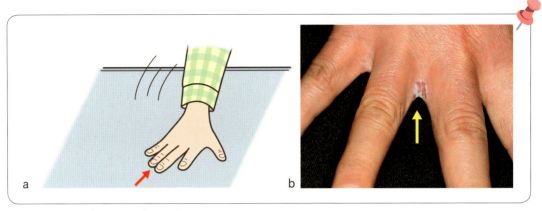

図3 カンジダ性指間びらん症
a：誰しも第3指間（矢印）が最も狭い（自分で机に手を置いて確認してください）.
b：ここがカンジダ性指間びらん症の好発部位.

ル®）などのイミダゾール系抗真菌薬が有効であり，外用により1〜2週間で軽快することが多い[1]．
- 難治性・再発性の場合や，爪カンジダ症ではイトラコナゾール（イトリゾール®）の経口投与を行う．
- 鏡検で菌の存在を証明することなく，治療を行ってはならない．

ナースがやるべきことはコレ！

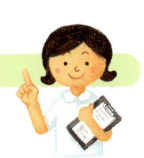

- 発症・悪化因子を考え，その除去・改善を行うことが重要である．
- 入浴，清拭などにより病変部の清潔を保ち，乾燥化を心がける．
- **カンジダ性指間びらん症**の患者では，力を入れずに手を机の上に置いてもらい，**第3指間**（中指と薬指の間）が最も狭いのを見てもらう（**図3**）．それを示しながら，発汗・手洗い・水仕事によって第3指間はいつも湿りがちで，カンジダが増殖しやすい環境になることを説明すると，乾燥化の意義を理解してもらいやすくなるだろう．

参考文献
1) 加藤卓朗：皮膚真菌症の診断と治療のガイドライン―カンジダ症．日医真菌会誌，50 (4)：207-212，2009．

（神﨑美玲）

ケース 15 毎年，夏になると胸に発疹が出る

30歳代の男性．毎年，夏になると胸に褐色斑が多発する．痒みなどの自覚症状はない．

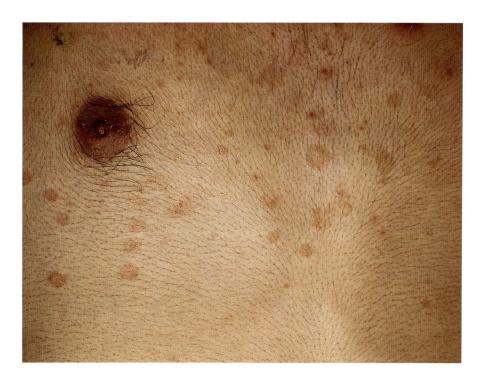

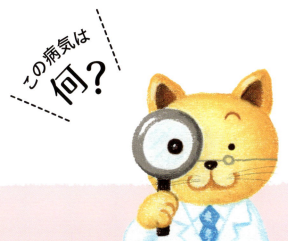

この病気は何？

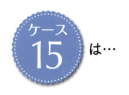 は…

癜　風

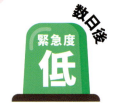

癜風とは

わかりやすくいうと…

マラセチアというカビによる病気

- マラセチアは皮膚に常在する真菌（カビ）である．
- マラセチアは脂質に対する親和性があり，脂腺の開口部がある毛包に多く常在している．発汗の多い時期になると増数し，癜風を発症する．
- よって，マラセチアが原因である癜風は，夏場など高温多湿な時期に発症する．
- 好発部位は，前胸部や上背部，頸部，腋窩などの脂漏部位である．
- 比較的境界明瞭で数 cm までの小型な皮疹が多発し，融合して地図状となることもある．
- 痒みなどの自覚症状はほとんどない．
- 皮疹を鈍なメスの刃でこすると，フケ様の細かい鱗屑がたくさんみられる．これはカンナ屑現象とよばれ，癜風に特徴的な所見である．
- この鱗屑を採取して直接鏡検し，菌糸や胞子を見つける

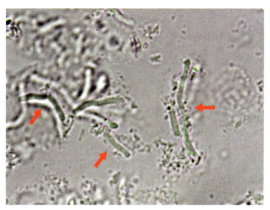

図1 マラセチア（矢印）の直接鏡検像
写真提供：梅林芳弘

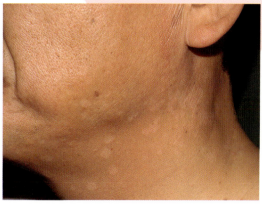

図2 白色癜風
写真提供：梅林芳弘
（古田淳一：尋常性白斑．レジデントノート増刊, 17 (14)：58, 2015．より転載）

ことで診断する（**図1**）．

- 淡褐色斑となる<u>黒色癜風</u>と，反対に白く色の抜けた脱色素斑として現れる<u>白色癜風</u>がある．
- ケース15は，黒色癜風である．
- 黒色癜風は色白の人に，白色癜風（**図2**）は色黒の人に多い傾向がある．
- 黒色癜風では，褐色斑を呈する疾患，扁平母斑やカフェオレ斑，老人性色素斑（☞p.140）が鑑別にあがるが，これらは季節による増悪・寛解はない．カンナ屑現象もみられない．
- 白色癜風では，脱色素斑を呈する代表的疾患である<u>尋常性白斑</u>が鑑別にあがるが，癜風よりもしっかりと色がぬけた白斑（完全脱色素斑）となる．やはりカンナ屑現象はみられない．

 ドクターの思考を先読み

 直接鏡検後に抗真菌薬の外用

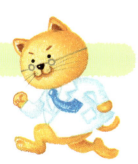

- 真菌症は原則，直接鏡検抜きで診断・治療してはいけない．

- 表在性真菌症には外用抗真菌薬を処方し，1日1回外用させる．癜風では，特にケトコナゾール（ニゾラール®）のクリームやローションが有効.
- 外用開始後は数週間～1か月で軽快するが，治癒後もしばらく脱色素斑が残ることがある．
- 常在菌であるため増菌に適した時期や環境になると再発し，2年後までに約50%が再発するとされる[1].

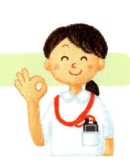

ナースがやるべきことはコレ！

- 直接鏡検のセット（皮疹をこする鈍な刃のメスや鑷子，プレパラート，カバーガラス，ズーム®液など）を用意する．
- **カンジダ**（☞「14. 皮膚カンジダ症」p.54）などと同様にすべての人がもつ常在菌なので，特別な感染対策は必要ない．
- 汗をかきやすい高温多湿な環境で増悪するため，清潔ケアはもちろんのこと着衣や寝具，室温など環境の整備も行い，悪化予防に努める．

参考文献
1) 清　佳浩：Malassezia 関連疾患の臨床像，診断. Visual Dermatology, 7 (5)：536-538, 2008.

（伊藤周作）

ケース 16 足の裏の皮がむける

70歳代の男性．数か月前から足底の鱗屑が目立つようになった．

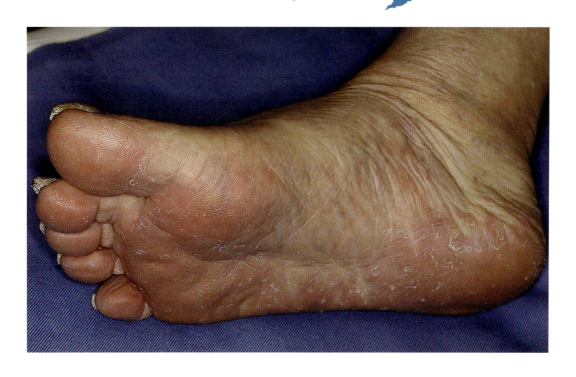

この病気は何？

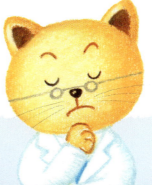

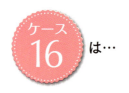
ケース 16 は…

足白癬

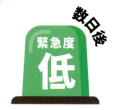

足白癬とは

わかりやすくいうと…

白癬菌が足に感染したもの，いわゆる「みずむし」

- 表在性真菌症（👉「14. 皮膚カンジダ症」p.54）の代表的疾患が白癬である．
- 白癬のなかで最も多い病型が足白癬，いわゆる「みずむし」である．
- 小水疱鱗屑型，趾間型，角質増殖型という臨床型がある．ケース 16 は，小水疱鱗屑型である．
- 趾間型（図1）は，第4趾間（第4趾と第5趾の間）に好発し，浸軟しびらんや亀裂を伴う．
- 角質増殖型は，足底全体が角化して硬くなる．
- 高齢者に多いが，時に小児にもみられる．
- 意外と痒みを訴えないことも多い．
- 蜂窩織炎（👉 p.50）などの細菌感染の要因になることもある（図2）．
- 鑑別が必要な疾患として，掌蹠膿疱症，汗疱，接触皮膚炎（👉 p.22），掌蹠角化症がある．すべて直接鏡検で鑑別

ケース16 足白癬

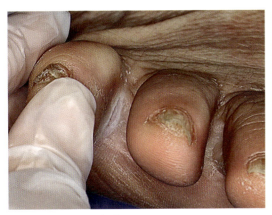

図1 趾間型足白癬

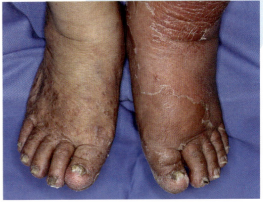

図2 足白癬と蜂窩織炎の合併
両足に足白癬，左足に蜂窩織炎が認められる．

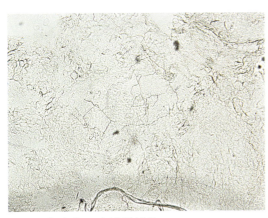

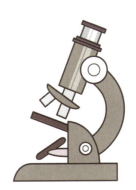

図3 白癬菌の直接鏡検像
直接鏡検で菌糸がみられれば陽性である．

できる．

ドクターの思考を先読み

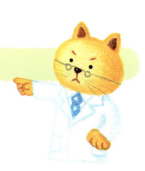

ドクター，最初の一手！ 直接鏡検後に抗真菌薬の外用

- 白癬菌はケラチンを栄養源とし，皮膚表面の角層に寄生する．
- よって，剝がれかけた角層（鱗屑）を採取し，KOH（水酸

63

表1 患者・家族からよく聞かれる質問と回答

- 外用のタイミングは？　→入浴後がベスト
- 外用回数は？　→1日1回，2回塗る必要はない
- 抗真菌薬外用後，靴下は？　→履く必要はない
- 外用した手はそのまま？　→よく洗うこと
- 湯船や風呂場のマットは一緒でよいのか？　→共有してもよい

化カリウム）で溶かして顕微鏡下に観察する検査（KOH直接鏡検）で，菌を証明することができる（**図3**）.

- 直接鏡検で菌の存在を証明することなく治療を行ってはならない．
- 直接鏡検で白癬菌陽性（**図3**）を証明したら，外用抗真菌薬［ルリコナゾール（ルリコン®），テルビナフィン（ラミシール®）など］を処方する．
- 小水疱鱗屑型，趾間型は外用薬だけで効果が得られることが多い．角質増殖型では内服薬を用いる．

ナースがやるべきことはコレ！

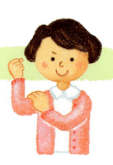

- 薬物療法のみならず，清潔ケアは必要である．毎日，入浴（不可能ならシャワー浴，ないし足浴）して患部を洗い，その後に外用抗真菌薬を塗布するよう指導する．
- 患部を洗うといっても，浸軟している皮膚を強く摩擦すると崩れてしまうので，擦り洗いは禁止させる．
- 外用の範囲は広く行うよう指導する．足白癬では両側の足底全体，すべての趾間に外用する．
- その他，患者・家族からよく聞かれることを**表1**にまとめた．

（桐山徳子）

ケース17 殿部が赤くなって痒い

70歳代の男性．仙骨部から殿部に痒みの強い紅斑がある．紅斑の辺縁は盛り上がって赤色調が強く，表面に白色の鱗屑が付着している．

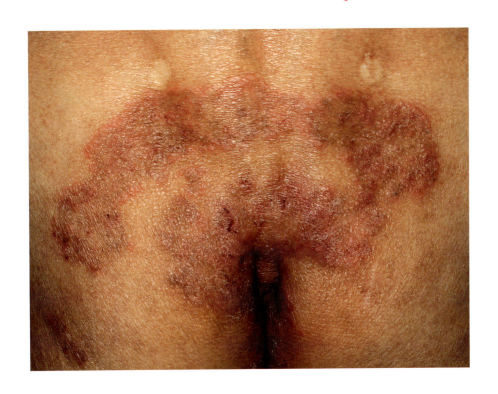

この病気は何？

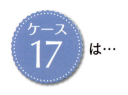

ケース 17 は…

体部白癬

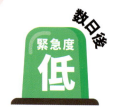

緊急度 低 数日後

体部白癬とは

わかりやすくいうと…

白癬菌が生毛部の皮膚に感染したもの，いわゆる「たむし」

- 白癬は，白癬菌が感染する体表部位によって頭部白癬，体部白癬，股部白癬，手白癬，足白癬，爪白癬に分類される[1].
- 体部白癬は生毛部（うぶ毛の生えている皮膚）に生じた白癬のことである．ただし，股部は除く．
- 股部の白癬は股部白癬である（図1）．別名「頑癬」．
- 体部白癬は俗に「たむし」とよばれる．股部白癬の俗称は「いんきんたむし」である．
- 頭部には硬毛が生えており，ここに生じた白癬は頭部白癬である．俗称は「しらくも」．
- 手掌・足底には毛がなく，ここに生じた白癬は，それぞれ手白癬，足白癬（☞p.62）である．
- 体部白癬では，紅斑の辺縁に小さな盛り上がり（丘疹）が生じ，これらが輪状に連なるのが特徴（図2）で，表面に白色の小葉状鱗屑が付着する．辺縁に小水疱を認めることもある．
- 患者の免疫状態，感染の起こる体表部位，原因となる白

memo 皮膚に感染する真菌のうち，皮膚カンジダ症を引き起こすカンジダや癜風の原因であるマラセチアはもともと皮膚に寄生している（常在菌）が，白癬菌は非常在菌である．

memo 頭部白癬では白癬菌は髪の毛やその周りの角層に感染するため脱毛斑を生じる．同部の毛は短く途切れ，場合によっては黒点として認められる．

ケース17 体部白癬

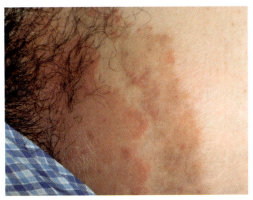

図1 股部白癬(左鼠径部から大腿)
左鼠径部～大腿に辺縁隆起性の紅斑.
写真提供:梅林芳弘

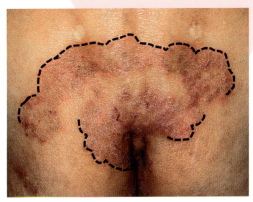

図2 皮疹辺縁部に連なる隆起
ケース17における皮疹辺縁部に連なる隆起を黒い点線で示す.問題ページの写真と比較すること.

癬菌の種類,常在微生物叢,診断前に受けた治療などさまざまな要素が皮疹の形や性状に影響する.
- 糖尿病や悪性腫瘍,ステロイド・免疫抑制薬を内服中で免疫の低下している患者や高齢者では皮疹が多発しやすい.
- ステロイド外用薬を塗布していると,炎症が抑えられ非典型的な皮疹に変化している場合がある.これを 異型白癬 という.
- 体部白癬では患者の足・爪白癬の白癬菌が原因になることが多い.
- 起因菌としては,足・爪白癬の原因菌として多い *Trichophyton rubrum* のほか,イヌやネコに寄生する *Microsporum canis*,格闘技の選手に集団発生する *Trichophyton tonsurans* などがある.
- 体部白癬,股部白癬は,痒みを訴えることが多い.特に,*Microsporum canis* による体部白癬では,強い炎症が起こりやすく痒みも強い.

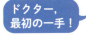
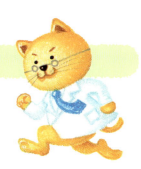

ドクターの思考を先読み

ドクター,最初の一手! 直接鏡検後に抗真菌薬の外用

- 紅斑辺縁の丘疹や小水疱上に付着する鱗屑に白癬菌がい

ることを直接鏡検で証明し，診断する[1]．
- 直接鏡検で菌の存在を証明することなく治療を行ってはならない．
- 外用抗真菌薬［ルリコナゾール（ルリコン®），ラノコナゾール（アスタット®），リラナフタート（ゼフナート®），ブテナフィン（メンタックス®）など］が第一選択である[1]．
- 体部白癬のうち，顔面に生じたもの，皮疹が多発し広範囲に及ぶもの，*Trichophyton tonsurans*によるもの，*Microsporum canis*など動物由来の菌によるもので炎症が強い場合は，外用に加え経口抗真菌薬を併用することがある．頭部白癬には，経口抗真菌薬が必要である．
- 白癬に対する経口抗真菌薬にはイトラコナゾール（イトリゾール®）とテルビナフィン（ラミシール®）の2種類がある[1]．
- 感染源の検索として，患者自身に足白癬など他の病型の白癬があるかを診察する．また，ペット飼育歴やスポーツ（特に格闘技）を行っていないかを問診する．

ナースがやるべきことはコレ！

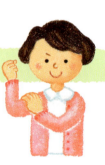

- 直接鏡検のために，先の細い鑷子，眼科用剪刀，メス（刃），スライドガラス，カバーガラス，KOH溶液（ズーム®液），ホットプレート（あるいはライター）を準備する．はみ出したKOH溶液やライターによる煤を拭くためのペーパータオル（またはティッシュペーパー）もあるとよい．
- 顕微鏡の台座にKOH溶液が付着すると傷みやすいので，検査後は酒精綿などでよく拭っておく．

参考文献
1) 渡辺晋一，他：皮膚真菌症診断・治療ガイドライン．日皮会誌，119（5）：851-862，2009．

（山田七子）

ケース18 爪が厚く変形し，変色している

80歳代の女性．脳梗塞で入院中．清潔を保持するためのケアの際に爪の異常を発見した．

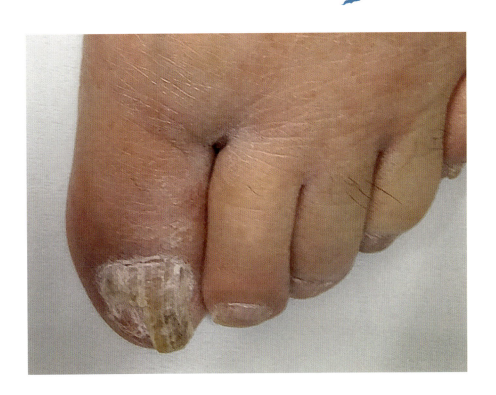

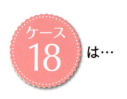
ケース 18 は…

爪白癬

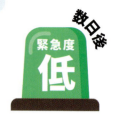
緊急度 低 / 数日後

爪白癬とは

わかりやすくいうと…

白癬菌が爪に感染したもの，いわゆる「つめみずむし」

- 白癬菌が爪に感染して発症する（図1）．
- わが国における患者数は推定で1,200万人．高齢者の患者数が多い．
- 足白癬（☛p.62）を合併していることが多い[1]．
- 爪の変形を老化現象と思っている患者が少なくない．

memo 菌糸を形成する真菌を糸状菌という．わが国では皮膚に感染する皮膚糸状菌のほとんどは白癬菌であり，皮膚糸状菌症と白癬はほぼ同義として用いられる．

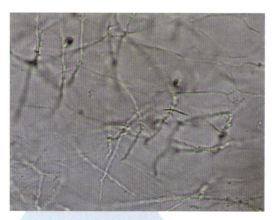

図1 爪に感染した白癬菌の直接鏡検像
線維状の構造物が白癬菌の菌糸である．

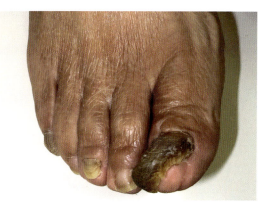

図2 爪甲鉤彎症の症例
爪が肥厚している．臨床症状のみでは爪白癬と鑑別が難しい．

- **爪甲鉤彎症**は爪白癬と類似の変形をきたす（**図2**）ため，逆にこれを爪白癬と思っている患者もいる．

 ドクターの思考を先読み

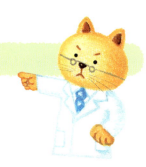

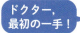
ドクター，最初の一手！ 直接鏡検後に抗真菌薬の内服または外用

- 爪白癬の確定診断や爪甲鉤彎症との鑑別にはKOHを用いた顕微鏡検査（直接鏡検）を行う．
- 治療の基本は抗真菌薬の内服［イトラコナゾール（イトリゾール®），テルビナフィン（ラミシール®など）］であるが，肝機能障害がある患者には投与できない[1]．イトラコナゾールでは，種々の薬剤との相互作用があり，併用薬に注意する必要がある．テルビナフィンは，肝機能障害のほか，血球減少症，重症薬疹，横紋筋融解症などに注意して定期的に採血検査を行う．
- 最近，爪白癬専用の外用薬［エフィナコナゾール（クレナフィン®），ルリコナゾール（ルコナック®）］が発売されたが，効果は内服薬より少し劣る．

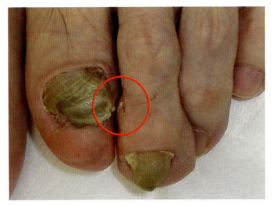

図3 肥厚した爪による傷
母趾の爪甲が隣の足趾に当たり，浅い潰瘍（○）を生じている．

ナースに必要なのはコレ！

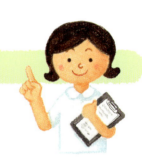

- 高齢者では治療に抵抗性のことが多い．薬剤を投与しても改善しない症例は，厚くなった爪甲のケアが必要となる．
- 爪は血流がある組織ではないため，爪を切っても出血しない．ニッパー型の爪切りで厚くなった爪を切る[2]．
- やすりで爪を削ることも有用である[2]．
- **外反母趾**などの足の変形によって，肥厚した爪が隣の足趾を傷つけ，潰瘍を生じていることがある（**図3**）．変形した爪の周囲の足趾をチェックする．
- このような足の潰瘍を発見したら，ドクターに報告．足趾の間にガーゼを挟み，潰瘍の悪化を予防する．

参考文献
1) 原田和子：白癬のケア（爪白癬・足白癬）．糖尿病ケア，13（3）：244-246，2016．
2) 仲 弥：高齢者の爪白癬治療のコツ．日医師会誌，137（12）：2456，2009．

（原田和俊）

ケース 19 全身が激しく痒い，特に夜

60歳代の男性．介護施設の送迎バス運転手．数週間前より，全身に痒みを伴う発疹が出現した．ステロイド外用薬を使用したが改善せず，激しい痒みで夜も眠れない．

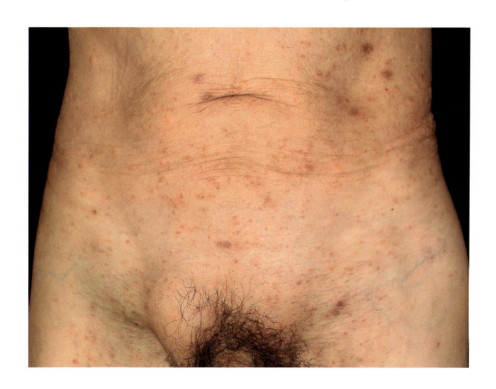

この病気は何？

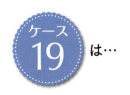

疥　癬

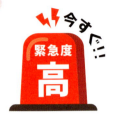

疥癬とは

わかりやすくいうと…

ヒゼンダニの寄生によるものすごく痒い皮膚病

- **ヒゼンダニ**がヒトの皮膚角質層に寄生しておこる感染症で，肌と肌の直接接触により伝播する[1]．
- 感染してから症状が出現するまで，約1〜2か月間の**潜伏期間**がある．
- 雌成虫は手首や指間の表皮角質層にトンネル（**疥癬トンネル**：**図1**）を掘り進み，約1か月にわたって産卵する．
- 疥癬トンネルを軽く切り取るなどすると，ヒゼンダニの虫体や虫卵が検出でき（**図2**），診断が確定する．
- 疥癬トンネルは**手**に多いが，男性では陰茎・陰嚢に生じることもある．
- ヒゼンダニの虫体，糞，抜け殻などに対するアレルギー反応により，皮膚病変と激しい**痒み**をきたす[1]．
- 通常疥癬のほか，重症型として**角化型疥癬**がある．
- 角化型疥癬では，厚い**鱗屑**がみられる（**図3**）．
- 通常疥癬と角化型疥癬では，寄生するヒゼンダニの数の桁が違う（通常疥癬では1,000匹以下，角化型では数百万匹[2]）．

ケース19 疥癬

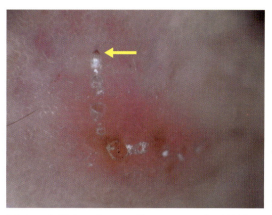 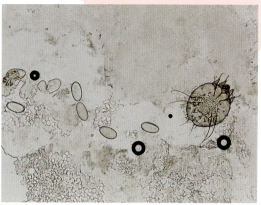

図1 疥癬トンネルのダーモスコピー所見
矢印が虫体である．

図2 ヒゼンダニ（虫体と虫卵）の鏡検像

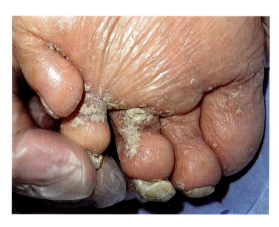

図3 角化型疥癬の症状
足趾に厚い鱗屑がみられる．

- 通常疥癬は皮膚に直接接触しないとうつらないが，角化型疥癬は大量のダニを含んだ鱗屑の飛散・付着によって伝染するため，患者の部屋に入っただけで感染することがある．
- 角化型疥癬は強力な感染源であり，施設内に疥癬患者が蔓延する原因になる．
- 疥癬は痒いのが普通であるが，角化型疥癬は免疫力の低下した患者に好発し，痒みなどの自覚症状に乏しいことが多い．

 ドクターの思考を先読み

ドクター，最初の一手！ 駆虫薬の内服または外用

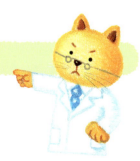

- 駆虫薬には，イベルメクチン（ストロメクトール®）錠と

フェノトリン（スミスリン®）ローション5％がある[1].
- ストロメクトール®は，1回3〜5錠（200μg/kg）を空腹時に水で内服する.
- スミスリン®ローション5％は，頸部以下の全身にくまなく塗布し，12時間以上経過後に洗い流す必要がある.
- どちらの駆虫薬も虫卵に対する効果はない．孵化した幼虫が成虫になる前の段階で駆虫すべく，初回治療から1週間後に2回目の治療を行う．
- 患者周囲に感染しているおそれがあるので，疑わしい人がいないか確認し，早期に受診させる．

memo ヒゼンダニが駆除された後も，発疹や痒みが長期間にわたって残る場合がある[1].

ナースがやるべきことはコレ！

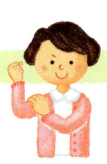

- 疥癬は自分にもうつりうる病気であることを認識する．
- 痒みを訴える患者は疥癬である可能性を念頭に置く．具体的には皮膚科医の診察を介してから患者に触れるか，手袋をして触れる．
- ただし，角化型疥癬は痒みを訴えないことが多いので，見落とされがちである．分厚い鱗屑を見たら皮膚科医の診察を依頼する．
- 角化型疥癬は感染力が強く**集団発生**の原因になるため，患者を隔離のうえ，防護用具の着用，寝具や衣類の消毒など厳重な環境整備を行う．
- 逆に疥癬の集団発生をきたした場合は，どこかに角化型疥癬の患者がいないか注意しながら探すとよい．
- 通常疥癬では隔離までは必要がない．直接皮膚に接触することを避ける．

参考文献
1) 石井則久, 他：疥癬診療ガイドライン（第3版）. 日皮会誌, 125(11)：2023-2048, 2015.
2) 和田康夫：疥癬とは. 和田康夫 編, 疥癬ハンドブック, アトムス, p1-15, 2016.

（神﨑美玲）

ケース20 脚に何かがくっついている

60歳代の男性．ハイキングから帰宅後，下腿に何かが付着しているのに気づいた（矢印）．軽く引っぱってみたが取れない．

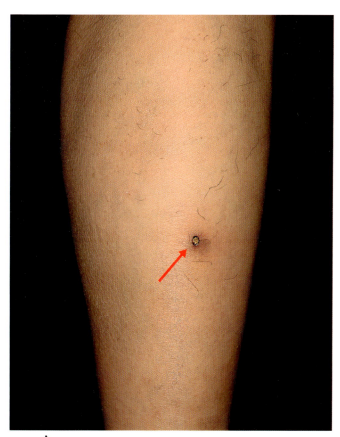

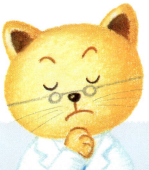

この病気は何？

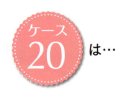は…

マダニ刺咬症

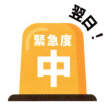

マダニ刺咬症とは

わかりやすくいうと…

マダニに刺された状態

- マダニは比較的大型（2〜8 mm）で，肉眼的に観察できる（図1）．
- マダニは日本全域に広く分布している．ヤマトマダニが最も多い[1]．
- 山野の草木上で待機し，炭酸ガス濃度・音・振動で宿主が来るのを知り，寄生する[1]．
- レジャーや農作業で野山や草むらに入ると刺されやすい．
- 刺咬時痛を訴えず，皮膚表面を這っても感じさせない[2]ため，マダニに刺されたと気づかないことも多い．
- マダニとわからず，「急にイボができた」と訴えることもある．
- 触ると脚が動くので，生きている虫であるとわかる．
- 皮膚に吸着したマダニは，口器を皮膚内に入れ，ゆっくりと吸血して膨れ上がり（図2），10日ほどで飽血して脱落する[1]．
- マダニが媒介するライム病や日本紅斑熱，重症熱性血小板減少症候群（severe fever with thrombocytopenia syndrome：SFTS）に注意が必要．

ケース20 マダニ刺咬症

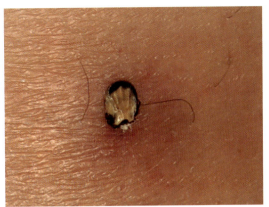

図1 ケース20の病変部拡大
下が頭（口器で吸着している）側．

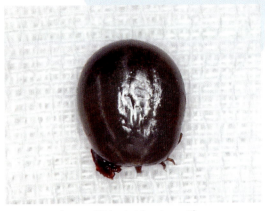

図2 吸血して膨れ上がったマダニ
下が頭側．
写真提供：野口奈津子先生（秋田大学）

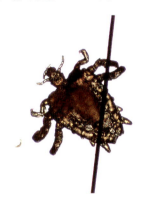

図3 ケジラミ
（「野口奈津子，他：節足動物や寄生虫による皮膚疾患，シンプル皮膚科学（眞鍋　求，梅林芳弘編），p.238, 2014, 南江堂」より許諾を得て転載）

- マダニ刺咬症以外の虫による皮膚病としては，一般的な蚊・ブヨ・蜂などによる**虫刺症**（虫刺され），チャドクガによる**毒蛾皮膚炎**（チャドクガ幼虫によることが多いので毛虫皮膚炎ともいう），**疥癬**（☞p.74），**シラミ症**（アタマジラミ症，ケジラミ症：**図3**）がある．

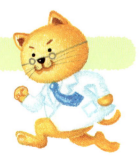

ドクターの思考を先読み

 ドクター、最初の一手！ 周囲の皮膚ごと切除

- 吸血中のマダニの口器は皮膚に固着するため容易には取れない．
- 虫体を叩き落としたり摘んだりすると，虫体の中の病原体を

79

人体内に注入することになるため，むやみに虫体を触らない．
- 口器を残してちぎれると，のちに異物肉芽腫を形成する[2]，とされている．
- そこで，局所麻酔下に皮膚を切除し，口器が体内に残らないようにする．
- 術後，ライム病などの予防のため，抗菌薬の投与を検討する．
- 通常の虫刺症や毛虫皮膚炎では，虫が寄生している訳ではない．皮疹は主に虫に由来する物質へのアレルギー反応であるから，ステロイド外用薬を用いる．
- 疥癬やシラミ症では，虫が寄生しているので，殺虫作用のある内服薬や外用薬を用いる．疥癬に対する治療薬は保険収載されているので処方できるが，シラミ症に対するフェノトリン（スミスリン®）シャンプーは処方できないので，薬局で購入してもらう．

ナースがやるべきことはコレ！

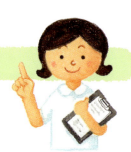

- マダニ刺咬症に対しては，一般的な手術の準備（抗凝固薬など使用中の薬の確認．薬物アレルギーの問診含む）．
- 今後，山野を歩く際は，露出部を少なくするよう指導するとよい．
- シラミ症に対しては，薬局でスミスリン®シャンプーを購入する旨，案内する．アタマジラミ症は集団生活上の感染に注意すべきだが，学校を休ませる必要はない．ケジラミ症は，性感染症の一種であるから，性的パートナーも治療するよう指導する．

参考文献
1) 大塚藤男：マダニ刺症．皮膚科学 第10版，p890-891，金芳堂，2016．
2) 清水　宏：マダニ刺咬症．あたらしい皮膚科学 第2版，p538-539，中山書店，2011．
3) 野口奈津子，他：節足動物や寄生虫による皮膚疾患．眞鍋　求 他編，シンプル皮膚科学，p234-239，南江堂，2014．

（斎藤万寿吉）

ケース21 何かに手を咬まれた

30歳代の男性．夕方，河原でバーベキューを行っていた際に，何かに指を咬まれた．次第に腫れてきたため，救急外来を受診した．

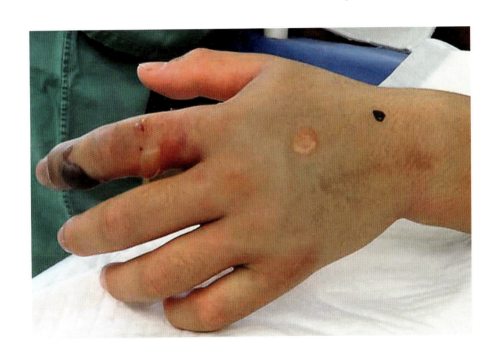

この病気は何？

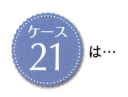 ケース21 は…

蛇咬傷

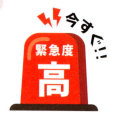

蛇咬傷とは

わかりやすくいうと…

毒蛇に咬まれた状態

- ケース21は，左示指に2つの牙痕があり，蛇に咬まれたものとわかる．
- 左示指には水疱・血疱があり，さらに前腕まで発赤・腫脹がみられ，咬まれたのは毒蛇と推測される．
- 日本3大毒蛇としてマムシ，ヤマカガシ，ハブが知られている．ハブの生息地である奄美諸島以南を除く地域では前2者であるが，2つの牙痕があってすぐに腫れる場合はマムシ咬傷と考えてよい．
- マムシは三角形の頭部と，背中の穴あき銭（◉）のような銭型紋が特徴である（図1）．
- 国内では年間2,000～3,000人がマムシの被害にあっている．毒素により皮膚壊死や筋変性，多臓器不全におちいることがあり，年間約10例が死亡している[1]．
- マムシ咬傷では，牙痕＋紫斑を伴う腫脹＋疼痛を認める．
- 咬まれた後，2時間程経過をみて腫脹や疼痛がなければ無

memo マムシ咬傷には地域的偏在があり，西日本で重症例が多く報告されている．

ケース21 蛇咬傷

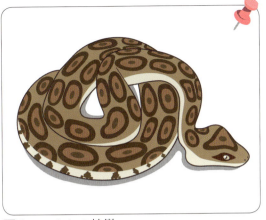

図1 マムシの特徴
三角形の頭部と背中の銭型紋が特徴である．

表1 マムシ咬傷の重症度分類

グレード1	局所のみの腫脹
グレード2	手・足関節まで
グレード3	肘・膝関節まで
グレード4	肢全体に及ぶ腫脹
グレード5	それ以上または全身症状を伴う腫脹

（文献3）より一部改変）

毒咑傷（マムシに咬まれたが毒を注入されなかったもの）である[2]．
● 生じた腫脹の程度により重傷度を分類する（**表1**）．

ドクターの思考を先読み

ドクター，最初の一手！ 入院，抗毒素血清の投与を検討

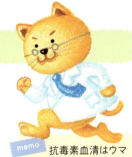

● 初期治療の基本は循環動態と腎不全対策である．まず入院させ，採血と補液を行う．
● マムシ抗毒素血清1A＝6,000単位の粉末を添付の溶剤20mLに溶いて，さらに生理食塩水（100〜200mL）に希釈し，1時間かけて投与する．
● その他，以下のものを投与する．
　a．セファランチン®1A＝10mgを静注．
　b．水溶性ハイドロコートン200〜500mg＋生理食塩水100mLを点滴静注．
　c．強力ネオミノファーゲンシー®20mLを静注．
　d．セファゾリンナトリウム（セファメジン®α）1g＋生

memo：抗毒素血清はウマの血清なので，副作用としてアナフィラキシー（ p.2）などのアレルギー反応をきたす可能性がある．その点を勘案して投与の可否を検討するのだが，抗毒素血清投与の明確な基準はなくそれぞれの医療者の経験則に委ねられている面もある．1つの基準は，「受傷後6時間以内にグレード3以上に及ぶ，あるいは及ぶと予想される症例」である．

83

理食塩水 50 mL を点滴静注.
　e．破傷風トキソイド 0.5 mL を皮下注または筋注
- 局所は牙痕に沿って小切開し，洗浄する．
- 急激に浮腫が進行する例や神経症状，疼痛が強い例は**コンパートメント症候群**を念頭において**減張切開**を考慮し，整形外科や形成外科にコンサルトする[4]．

> memo コンパートメント症候群とは，外傷などにより四肢の筋区画（コンパートメント）の内圧が上昇し，血流障害による壊死や神経麻痺をきたすことをいう．

ナースがやるべきことはコレ！

- 電話でマムシに咬まれたと連絡を受けたら，走ったりせずに早く来院してもらうように指示をする．
- 弱めに（指 1 本入る程度）に中枢側を縛るようアドバイスをする（現場で患部を口で吸ったり，切開するのはお勧めしない）．
- マムシ咬傷を疑ったら，薬剤部にマムシ抗毒素血清の有無を確認する．
- 病院になく，手に入らない場合は転送を考慮する．
- 入院不可能な施設であれば，転送可能な病院を想定しておく．
- 来院時，血圧と（パルスオキシメーターにより）SpO_2（経皮的動脈血酸素飽和度）を測定する．
- 来院後に患者が落ち着いたら，再び咬まれた蛇の特徴を聴取する．

> memo 発赤・腫脹の範囲をマーキングして時刻を記載しておくとよい．

参考文献
1) 福原祐衣，他：マムシ咬傷に減張切開を行った症例．皮膚診療，39（4）：409-412，2017．
2) 瀧　健治，他：マムシ咬傷の治療法の変遷．新薬と臨，55（2）：177-192，2006．
3) 崎尾秀彦，他：当院におけるマムシ咬傷について．臨外，40：1295-1297，1985．
4) 呉屋圭一，他：手のマムシ咬傷に対する減張切開の検討．形成外科，56（4）：437-442，2013．

（権東容秀）

ケース 22 全身に発疹, くちびるがむけている

70歳代の女性. 1週間前より咽頭痛があり, 市販の感冒薬を内服していた. 2日前より全身に発疹が出現した. 体温38.7℃. 眼球結膜が充血し, 口唇にびらんがみられる.

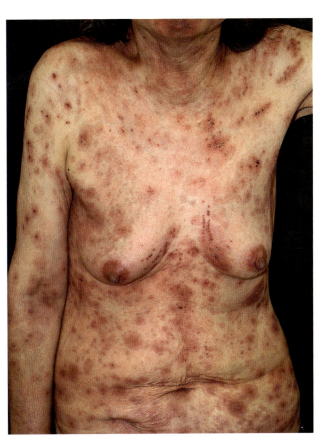

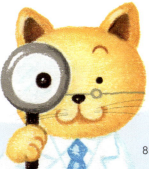

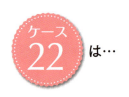

薬疹

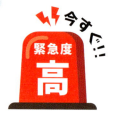

薬疹とは

わかりやすくいうと…

薬が原因でできる発疹

- 薬剤（またはその代謝産物）によって皮膚・粘膜に生じた発疹を薬疹と総称する．
- 機序としては，アレルギー性と非アレルギー性がある．通常は前者で，Ⅰ型アレルギー（即時型）とⅣ型アレルギー（遅延型）が多い．
- 薬疹は多彩な臨床病型に分類される（**表1**）．
- 重症薬疹には，スティーブンス・ジョンソン（Stevens-Johnson）症候群／中毒性表皮壊死症，薬剤性過敏症症候群（**図1**）および急性汎発性発疹性膿疱症がある[1]．
- ケース22は，全身の紅斑，口唇粘膜のびらん（**図2**）を呈する**スティーブンス・ジョンソン症候群**である．高熱とともに皮膚・粘膜に壊死性の重篤な障害をきたす[1]．
- **中毒性表皮壊死症**は，スティーブンス・ジョンソン症候群と同一スペクトラム上の疾患で，全身の10％以上に水疱・びらんがみられるものをいう．

> memo 重症薬疹では，おおむね発熱が見られる．また，肝障害などの臓器障害を伴うことも多い．

表1 薬疹の主な病型

1. 蕁麻疹型
2. 播種状紅斑丘疹型
3. 多形紅斑型
4. 光線過敏型
5. 固定薬疹
★6. スティーブンス・ジョンソン症候群/中毒性表皮壊死症
★7. 薬剤性過敏症症候群
★8. 急性汎発性発疹性膿疱症

★は重症薬疹.

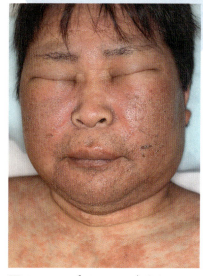

図1 アロプリノール（ザイロリック®）による薬剤性過敏症症候群
顔面の浮腫性紅斑と口囲の膿疱がみられる.

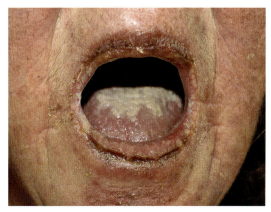

図2 口唇粘膜のびらん（ケース22）

- **薬剤性過敏症症候群**は，抗けいれん薬や痛風治療薬など限られた薬剤で生じ，高熱と臓器障害をきたす．ヒトヘルペスウイルス6型の再活性化がみられる．
- 原因薬剤の検索法には，プリックテスト，パッチテスト（貼布試験），**薬剤リンパ球刺激試験**（drug-induced lymphocyte stimulation test：DLST），内服誘発試験などがある．

ドクターの思考を先読み

ドクター，最初の一手！ 被疑薬の中止，ステロイドの全身投与

- まずは薬疹を疑うことが重要であり，薬剤を開始してから発疹が出現するまでの経過を確認する．
- ただし，発症直前に服用した薬剤のみならず，数日〜数週間（ときに数か月）服用している薬剤も原因になりうる．
- 疑わしい薬剤を可能な限りすべて中止する．
- 軽症薬疹では，抗ヒスタミン薬の内服やステロイド軟膏の外用で治療することもある．
- 多くの重症薬疹では原因薬剤の中止後も増悪するため，発症早期から大量のステロイドを全身投与する[1]．
- 発熱を伴う全身性の発疹では，重症薬疹のほか，麻疹，風疹，ツツガムシ病などの感染症を鑑別する必要がある．ステロイドは重症薬疹には有効であるが，感染症には原則禁忌のため．
- 高熱，水疱・びらん，粘膜疹など重症薬疹を疑う所見がある場合は，急いで皮膚科の入院施設がある基幹病院へ紹介する．

memo 全身性の発疹で薬疹か感染症か不明な場合の暫定的診断名は「中毒疹」である．

 ナースがやるべきことはコレ！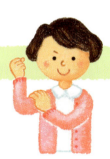

- 全身の発疹の場合，待合で**体温**を測っておく．
- 高熱があれば，対応を急ぐためドクターに連絡（診察前採血，優先的に診察，入院ベッドの確保，などの指示が出ることがある）．
- 診察前に「お薬手帳」を持参しているか，常用している薬はあるかなどを問診票に書いてもらう．時間的余裕があれば，本人にそれぞれの内服期間（あるいは内服開始時点）を整理してもらうとよい．

参考文献
1）相原道子：重症薬疹の診断基準―重症薬疹の鑑別のポイント．アレルギー，61（8）：1061-1066, 2012.

（神﨑美玲）

ケース23 全身に水ぶくれが増えてきた

80歳代の女性．下肢を中心として，全身に痒みを伴う水疱と紅斑が出現した．

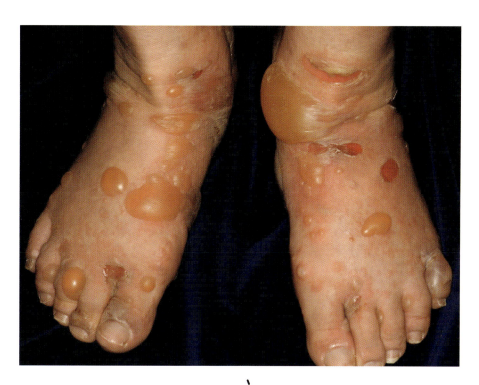

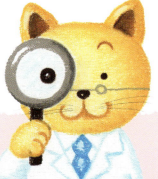

この病気は何？

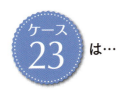

水疱性類天疱瘡

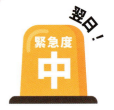

水疱性類天疱瘡とは

わかりやすくいうと…

自己免疫的機序により表皮下水疱ができる病気

- 免疫機構は微生物など外界からの侵入者を破壊するシステムであるが，それが自分の体に向かい，自分の体を壊してしまう病態が**自己免疫**である．自分の体に対する抗体を**自己抗体**という．
- 皮膚の接着装置に対して自己免疫的機序が働くと，表皮細胞同士や表皮・真皮間の接着がはずれ，水疱が形成される．これを**自己免疫性水疱症**という．
- 自己免疫性水疱症の主なものとして，**天疱瘡**と水疱性類天疱瘡がある．表皮細胞間の接着装置を壊すのが天疱瘡，表皮・真皮間の基底膜部の接着装置を壊すのが水疱性類天疱瘡である．
- 天疱瘡では水疱の膜（疱膜）が薄くて破れやすく容易にびらんを形成する（図1）が，水疱性類天疱瘡では疱膜が厚く破れにくく**緊満性**の水疱になる．ケース23は，緊満性の水疱を呈しており，水疱性類天疱瘡と考えられる．

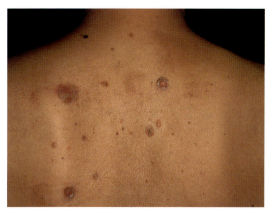

図1 尋常性天疱瘡
水疱は弛緩性ですぐに破れ，びらんを呈しやすい．

- 水疱性類天疱瘡は，高齢者に発症することが多い．
- 初期には全身の皮膚に痒みを伴う浮腫性の紅斑を生じ，引き続き水疱やびらんを生じる．当初は数個程度の小さな水疱しかみられず虫刺症に似ることがあるが，高齢者で水疱をみたら水疱性類天疱瘡の可能性を考えて検査を行う必要がある．
- 鑑別すべき疾患として，天疱瘡，虫刺症のほか，**固定薬疹**（☞memo）があがる．

> **memo** 固定薬疹は口唇，陰部などの皮膚粘膜移行部，四肢に好発し，中央が紫色の紅斑を呈する．時に水疱性類天疱瘡にみられるような水疱，びらんを生じることがある．薬剤摂取の度に同一部位に皮疹がみられるのが特徴．

🐾 ドクターの思考を先読み

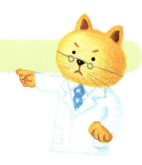

> **ドクター，最初の一手！** 採血と皮膚生検，ステロイドの全身投与

- 診断確定のために，採血を行い，血中の**抗BP180抗体**価を測定する．
- 皮膚生検を施行し，表皮下の水疱形成を確認する．また，**蛍光抗体直接法**によりIgG，補体の基底膜部への沈着を確認する．
- これらの検査で診断が確定し次第，すみやかに治療を開始する．

- 軽症例では外来でステロイド外用，抗菌薬含有軟膏外用，ニコチン酸アミド内服，ミノサイクリン（ミノマイシン®）などのテトラサイクリン系抗菌薬の内服で治療することが多い．
- 中等症以上では入院のうえ，ステロイド内服，点滴によるステロイドパルス療法，血漿交換，免疫グロブリン大量療法，免疫抑制薬などで治療する．

ナースがやるべきことはコレ！

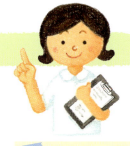

- 水疱・びらん部には外用療法を要するため，ドクターから指示された薬剤を外用し，ガーゼや被覆材等で保護する．
- その際，病変部を的確に把握することが重要である．患者の訴えている部位のみでなく，全身を観察し，水疱・びらんの有無を確認する．
- ガーゼを絆創膏で固定すると，貼付部位に新しく水疱・びらんを作ってしまう可能性があるため注意する．絆創膏が直接皮膚に接触しないよう，包帯を巻く，ネット包帯を使う，胸帯や腹帯で止める，など工夫する．

（内山真樹）

memo 水疱はそのままにしておくと拡大するので，疱膜を破って内容液を排出したうえで外用する．

memo 天疱瘡において，外力の加わった部位に水疱を生じる現象をニコルスキー（Nikolsky）現象という．その他，SSSS（☞「11. 伝染性膿痂疹」図1，p.43），中毒性表皮壊死症（☞「22. 薬疹」p.86）でも陽性になる．

ケース 24 咳で息苦しく，皮膚も痒い

50歳代の女性．1か月前からの咳が悪化し，やや息苦しいと訴えている．咳と同時期より全身ところどころ痒みもある．手や前胸部や上背部に皮疹を認めた．

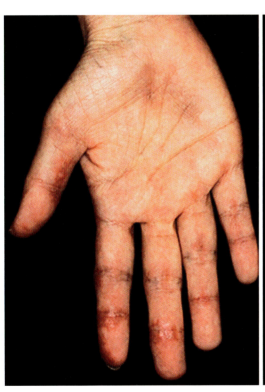
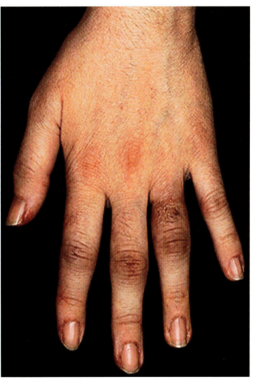

この病気は何？

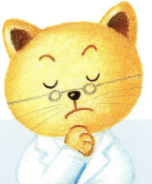

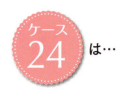 ケース24は…

皮膚筋炎

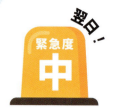

皮膚筋炎とは

わかりやすくいうと…

皮膚と筋肉，肺などの全身臓器を侵す膠原病の一種

- 自己免疫的機序（☞「23．水疱性類天疱瘡」p.90）を背景に，皮膚を含む多臓器を侵す疾患群を**膠原病**という．
- 代表的な膠原病として，**全身性エリテマトーデス**（systemic lupus erythematosus：SLE），**全身性強皮症**（systemic sclerosis：SSc），皮膚筋炎がある．
- 皮膚筋炎は文字通り皮膚と筋肉に症状が現れる膠原病であるが，皮膚症状のないものがあり，これを**多発性筋炎**という．一方，ケース24のように筋症状のないものもあり，これを臨床的無筋症性皮膚筋炎（clinically amyopathic dermatomyositis：CADM）という．
- 皮膚筋炎の皮膚症状として有名なのは，**ヘリオトロープ疹**（上眼瞼の浮腫性紅斑），**ゴットロン丘疹・徴候**（指関節背側や肘などの角化性丘疹・紅斑），Vネックサイン・ショール徴候（前胸部や肩の紅斑）である（**図1**）．
- 皮膚筋炎の重要な合併症に**内臓悪性腫瘍**と**間質性肺炎**がある．
- 皮膚筋炎に合併する間質性肺炎には，慢性進行性で生命

ケース24　皮膚筋炎

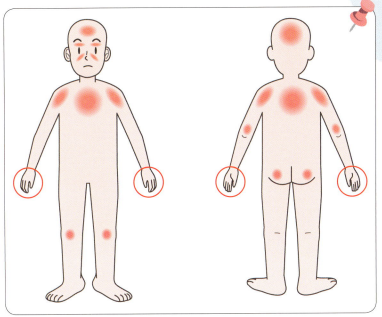

図1 皮膚筋炎の皮膚症状好発部位
皮膚症状を観察しやすいように診療介助を.

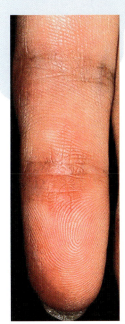

図2 ケース24の示指屈側の拡大図

にはあまり危険がないものもある一方，手当てが遅れれば死にいたる急速進行性間質性肺炎もある.
- 急速進行性間質性肺炎を伴いやすい皮膚筋炎はCADMが多いと言われてきた．ケース24の咳，呼吸困難は急速進行性間質性肺炎の存在を思わせる.
- CADMで急速進行性間質性肺炎を伴いやすい皮膚筋炎は，自己抗体のうち抗MDA5抗体が検出される一群であることがわかってきた[1].
- 抗MDA5抗体陽性皮膚筋炎の皮膚症状として，暗紫紅色でいわゆる「鉄棒血豆様」とよばれる，手腹側（手指の屈側）にできる丘疹・紅斑（逆ゴットロン徴候ともいう）が特徴的である（**図2**）.

memo　一般的な皮膚筋炎の緊急度は「中」であるが，急速進行性間質性肺炎の緊急度は「高」である.

ドクターの思考を先読み

ドクター，最初の一手！　**採血と皮膚生検，ステロイドの全身投与**

- 診断確定のため，筋原性酵素（クレアチニンキナーゼやアルドラーゼ），抗核抗体，抗MDA5抗体などの血液検査，皮疹部の皮膚生検，筋症状があれば筋電図，MRI，筋生検を行う．
- 併せて内臓悪性腫瘍の精査，間質性肺炎の評価のために胸部X線（できれば胸部CT）を行う．
- 診断がついたら，入院のうえ，高用量ステロイド（体重あたり1 mg）の内服を行う．
- その他，免疫抑制薬の併用や，難治例に対する大量免疫グロブリン静注療法などがある．
- 急速進行性間質性肺炎を伴っている場合，早急に治療する必要がある．

> **memo** 高用量ステロイド（体重あたり1 mg内服，もしくはステロイドパルス），免疫抑制薬としてタクロリムス（プログラフ®）を体重あたり0.075 mgの2分割投与やシクロホスファミド（エンドキサン®）パルス（体表面積あたり500〜1,000 mg）など集学的治療を行う．

ナースがやるべきことはコレ！

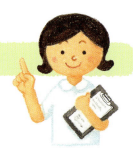

- 皮疹の診察がしやすいように，衣類・マスク・手袋などを外してもらう．化粧をしていたら落としてもらう．
- 医師が皮疹に気づいていなかった場合，自ら申し出るように，患者に促す．
- ケース24のように呼吸器症状のある場合，診察を待っているうちにパルスオキシメーターでSpO_2を測定しておく．
- 筋炎で体動困難な場合には介助を．

参考文献
1) 藤本　学：皮膚筋炎の新しい自己抗体とその臨床的意義. 医学のあゆみ，243（10）：889-894, 2012.

（沖山奈緒子）

ケース25 髪の毛がどんどん抜ける

20歳代の男性. 3か月前より頭部に脱毛斑が出現し, 拡大・増数している. 脱毛斑周囲の毛髪を軽く引っぱると容易に抜ける.

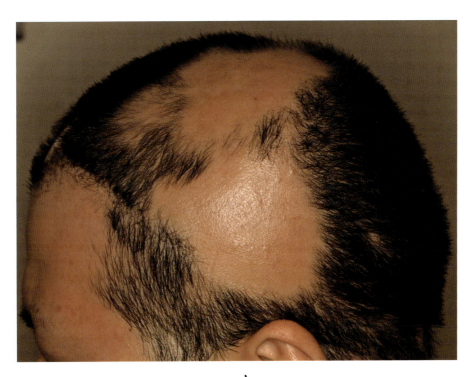

この病気は何?

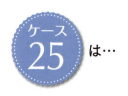

ケース25は…

円形脱毛症

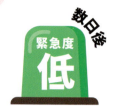

緊急度 低 数日後

円形脱毛症とは

わかりやすくいうと…

自己免疫的機序により毛が抜ける病気

- 後天性に脱毛を生じる疾患で，毛包組織をターゲットとする自己免疫的な機序（👉「24．水疱性類天疱瘡」p.90）により生じると考えられている．
- 脱毛は頭部の毛髪に生じることが多く，乳児から高齢者までどの年齢層においても発症する．
- 境界が明瞭な脱毛斑が1つないし複数みられる**単発型**や**多発型**（ケース25）のほか，頭髪の生え際に帯状に脱毛を生じる**蛇行型**（図1），頭部全体の毛髪が抜ける**全頭型**（図2），全身の毛髪に脱毛を生じる**汎発型**がある．
- 円形の脱毛斑がみられずに短期間で急速に頭部の全体に脱毛を生じる**急速進行性全頭型**の円形脱毛症（図3）もあり，休止期脱毛と鑑別を要することがある．
- 病勢の激しい部位では切断毛や感嘆符毛がみられ，毛髪を牽引すると容易に抜ける（**牽引試験**陽性）．
- 治療開始前にほかの脱毛症〔トリコチロマニア，休止期脱

memo 一般にストレスにより生じる疾患と思われることが多いが，実際には，精神的ストレスと円形脱毛症との直接的な関連は証明されていない．

memo 汎発型のような慢性の重症例では爪甲に点状の陥凹がみられる．

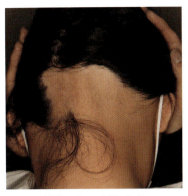
図1 蛇行型円形脱毛症

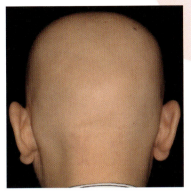
図2 全頭型円形脱毛症

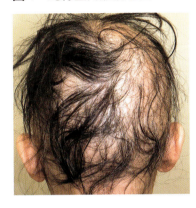
図3 急速進行性全頭型円形脱毛症

毛，瘢痕性脱毛症，壮年性脱毛症（男性型脱毛症，女性型脱毛症）〕を鑑別することが重要である．
- **トリコチロマニア**（抜毛症/抜毛癖）とは，自分で毛を抜いてしまう**自己損傷症**の一種である．円形脱毛症にしては不自然な形状の脱毛斑を呈し，牽引試験は陰性である．
- **休止期脱毛**とは，高熱，妊娠・分娩，手術などを契機として，成長期毛が一度に休止期に移行し休止期毛が異常に増加することで，頭髪がびまん性に抜ける病態である．

ドクターの思考を先読み

ドクター，最初の一手！ ステロイドの外用，局所注射

- 単発型から融合傾向のない多発型の円形脱毛症に対して

はステロイド外用療法を行う[1].

- 脱毛面積25%未満の単発型・多発型の成人（16歳以上）例には，ステロイドの局注が行われることも多い．小児には原則行わない[1].
- ステロイド外用・局注に抵抗する場合，① 発症後6か月以内で急速に進行している，② 脱毛面積25%以上，③ 成人例，という条件でステロイド内服やステロイドパルス療法を検討することもある．ただし，小児や症状固定期には行わない[1].
- 脱毛面積25%以上の多発型・全頭型・汎発型には，年齢を問わず**局所免疫療法**（局所に感作物質を塗布してアレルギー性接触皮膚炎を起こし，惹起した免疫反応により発毛効果を期待する方法）が勧められている[1]が，施行可能な施設は限られている．
- 多発型・全頭型・汎発型には，かつらの使用を勧めることもある．整容面のみならず，紫外線や外傷防御の点で推奨される[1].

> memo ステロイド局注はトリアムシノロンアセトニド（ケナコルト-A® 水懸注皮内用）10 mg/mL を用い，生理食塩水ないし塩酸プロカイン，リドカイン（キシロカイン®）で2〜10 mg/mLになるように調整して投与することが多い[1]．希釈時に混濁液が沈殿しやすいので，希釈後・投与前は注射容器をよく振って沈殿を防ぐ．

> memo 感作にはSADBE（squaric acid dibutyl ester）やDPCP（diphenylcyclopropenone）が用いられる．

ナースがやるべきことはコレ！

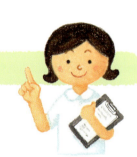

- 脱毛により，整容面で大きな精神的苦痛を抱えている患者が多いので診療に際して精神的側面に配慮する必要がある．
- 診察時にかつらを外すときには，ほかの患者に見られないようにカーテンや扉を閉めるなどの配慮を心掛けたい．
- 円形脱毛症だからといって安易にストレスをなくすように指導することは患者・家族・学校にも誤解と負担を与えかねないので注意する．

参考文献

1) 坪井良治，他：日本皮膚科学会円形脱毛症診療ガイドライン2017年版．日皮会誌，127（13）：2741-2762，2017．

（内山真樹）

ケース26 全身に赤い皮疹が増えてきた

40歳代の男性．数年前から紅斑が出現．徐々に増数し，全身に拡がってきた．

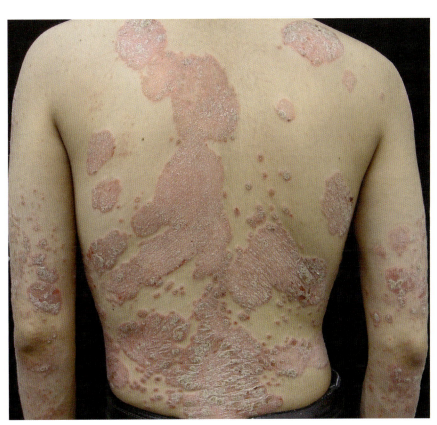

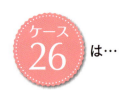 は…

乾 癬

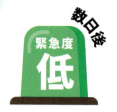

乾癬とは

わかりやすくいうと…

厚い鱗屑を伴った紅斑が多発する慢性疾患

- 男性に多く，青壮年期に発症することが多い疾患である．
- 境界明瞭な紅斑の上に銀白色から白色の厚い鱗屑が付着する．
- 全身の皮膚，どこにでも出現する可能性がある．
- 引っ掻くなど外的刺激を受けた後，同部位に皮疹が出現することがある．これをケブネル（Köbner）現象という．
- 2/3程度の患者が痒みを訴えるが，アトピー性皮膚炎（👉p.14）のような強い痒みは稀である[1]．
- 重症度は，PASI（psoriasis area and severity index）スコア（図1）と，全身の体表面積に占める皮疹の割合（body surface area involvement：BSA）で判定する．
- 約10％の患者で関節痛を認め，関節変形をきたすことがあり，関節症性乾癬という．関節変形は不可逆性であり，早期の治療開始が望ましい．関節リウマチとは異なり，リウマチ因子は通常陰性である．
- 約60％の患者で爪の一部が剥がれる爪甲剥離，爪の一部

memo 鱗屑がフケのように剥がれ落ちる現象を「落屑」という．

memo PASIスコアは最大72点，10点以上で重症である．BSAも10％以上で重症とする．なお，患者の手掌1枚はBSA 1％に相当する．

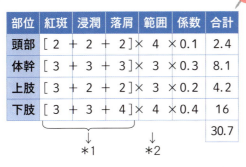

部位	紅斑	浸潤	落屑	範囲	係数	合計
頭部	[2	+ 2	+ 2]×	4	×0.1	2.4
体幹	[3	+ 3	+ 3]×	3	×0.3	8.1
上肢	[3	+ 2	+ 2]×	3	×0.2	4.2
下肢	[3	+ 3	+ 4]×	4	×0.4	16
						30.7

↓ *1　　↓ *2

＊1　症状の程度
0点：なし
1点：軽度（いくらか）
2点：中等度（中程度）
3点：高度（ひどく）
4点：極めて高度（最大級）

＊2　乾癬の範囲
0点：0％
1点：＜10％
2点：10＜30％
3点：30＜50％
4点：50＜70％
5点：70＜90％
6点：90＜100％

図2　膿疱性乾癬

図1　PASIスコア算出方法
ケース26を評価した．

が凹む爪甲陥凹などの爪病変を認める．

- 乾癬皮疹が広範囲に及び，全身の潮紅と落屑を伴う紅皮症（ p.18）の状態になったものを**乾癬性紅皮症**という．場合によっては入院加療が必要となる．
- 急速に全身に紅斑と膿疱が出現する**膿疱性乾癬**（**図2**）は，高熱と全身状態不良のため，緊急入院を要することがある．

memo　膿疱性乾癬の膿は無菌性で，細菌感染によるものではない．

ドクターの思考を先読み

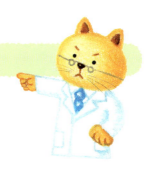

ドクター，最初の一手！　ステロイド＋ビタミンD₃の外用

- 基本的には，外用療法が主体であり，ステロイド外用薬とビタミンD_3製剤を使用する．両者の配合剤であるドボベット®軟膏やマーデュオックス®軟膏は，1日1回の外用でよく，簡便でよく用いられる．
- 皮疹が全身に及ぶ場合は，外用療法に加え，**紫外線照射**を行う（入院，あるいは週1〜2回の通院が必要）．

表1 乾癬で選択される生物学的製剤

抗TNF-α製剤	点滴	インフリキシマブ（レミケード®）
	皮下注射	アダリムマブ（ヒュミラ®）
抗IL23/23p40抗体	皮下注射	ウステキヌマブ（ステラーラ®）
抗IL17製剤	皮下注射	セクキヌマブ（コセンティクス®） ブロダルマブ（ルミセフ®） イキセキズマブ（トルツ®）

- 重症な患者や爪甲など難治部位の加療には，内服療法や生物学的製剤を併用する．
- 内服療法には免疫抑制薬のシクロスポリン（ネオーラル®），ビタミンA誘導体のエトレチナート（チガソン®），免疫調整薬のアプレミラスト（オテズラ®）がある．
- 特に，皮疹が重症・広範囲の場合，関節炎がある場合，膿疱性乾癬の場合は，**生物学的製剤**（**表1**）を積極的に考慮する（製剤によっては自己注射ができる）．

memo 生物学的製剤の開始にあたってはスクリーニング検査が必要であり，日本皮膚科学会が定める使用ガイドライン[2]を参考にする．

ナースがやるべきことはコレ!

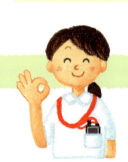

- 全身が赤くなっている患者では，診察を待っている間に，体温や血圧を測定しておく．
- 自己注射可能な生物学的製剤が導入された場合，指導に看護師も携わることが多いので，製剤についての知識を深めるとともに，自己注射指導の方法や必要な物品などを確認しておく．

参考文献
1) 種田研一，他：乾癬とかゆみ．大槻マミ太郎，他編，ここまでわかった乾癬の病態と治療，P50-52，中山書店，2012.
2) 大槻マミ太郎，他：乾癬における生物学的製剤の使用指針および安全対策マニュアル（2011年版）．日皮会誌，121(8)：1561-1572，2011.

（阿部名美子）

ケース27 脚に赤い発疹, 関節が痛い

30歳代の女性. 2週間前にのどの痛みを自覚. 5日前から両下肢に発疹が出てきた. 発疹は圧迫しても消えず, 軽く盛り上がっている. 膝と足の関節に痛みがある.

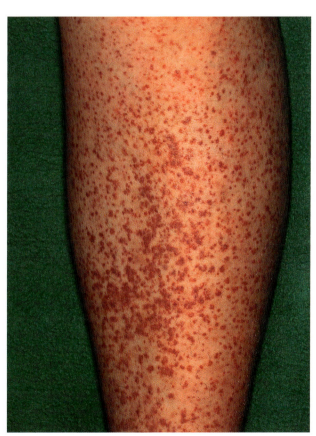

この病気は何?

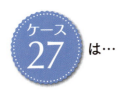
ケース27 は…

アナフィラクトイド紫斑

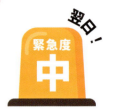
翌日！
緊急度 中

アナフィラクトイド紫斑とは

わかりやすくいうと…

皮膚の浅いところの血管炎

- **血管炎**とは，血管周囲の白血球浸潤と血管壁の壊死を呈する炎症性疾患である．
- 血管壁が壊れるので赤血球が血管外に漏出し（**図1**），これにより臨床的に**紫斑**を呈する．
- 血管炎はさまざまな大きさの血管に生じうるが，真皮浅層の小血管を侵し，IgA免疫複合体が関与する血管炎をアナフィラクトイド紫斑という．
- アナフィラクトイド紫斑は，ヘノッホ・シェーンライン（Henoch-Schönlein）紫斑病，**IgA血管炎**ともいう．
- アナフィラクトイド紫斑では，紫斑（100％），関節痛/関節炎（60〜75％），消化器症状（50〜65％），尿検査異常・腎症（20〜55％）の4症状が順不同に，さまざまな程度で出現する[1]．
- 紫斑の特徴は，わずかに隆起し浸潤を触れることで，これを「触知性紫斑」という．

> memo アナフィラクトイド紫斑は古く馴染みのある病名であるが，特にアナフィラキシー（☞p.2）とは関係がない．最近は新しい分類に従ってIgA血管炎とすることも多い．

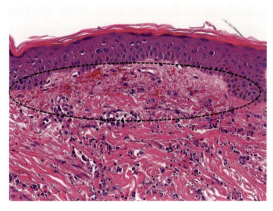

図1 生検組織像
真皮上層（点線内）の赤い
粒が漏出した赤血球．
写真提供：梅林芳弘

- ときに血疱，潰瘍を形成する．
- ケース27で見るように，上気道感染が先行することが多く，下肢（特に下腿）に好発する．
- 病因として感染微生物（細菌，ウイルス，リケッチアなど），薬剤，悪性腫瘍，食物，そのほかの環境因子が推測されている[1]．
- 小児に多い疾患ではあるが，成人にも発症する．
- その他，小血管を侵す血管炎として，ANCA（抗好中球細胞質抗体）関連血管炎，クリオグロブリン血症性血管炎，蕁麻疹様血管炎がある．

ドクターの思考を先読み

ドクター，最初の一手！ 腹部症状の確認と尿検査

- 皮膚以外の臓器障害の有無で重症度が決まる．ケース27の臨床像を見た時点でまず，腹部症状（腹痛，血便など）の有無を確認し，尿検査（尿潜血，尿タンパク）を行う．
- 血液検査で炎症反応などをみる．腹部症状がある場合は，第XIII因子も採血に加える（第XIII因子低下は消化器病変の重症度を反映する[1]）．
- 診断を確定させるため，なるべく新しい紫斑から皮膚生

検を行い，血管炎の像を確認する．さらに蛍光抗体直接法にて真皮小血管への IgA 沈着を証明する．
- 治療の第一は安静である．
- 皮膚症状のみの軽症例では，止血薬の内服，ステロイドの外用を行うこともある．
- 軽度の腹部症状や関節痛に対しては，非ステロイド性抗炎症薬の内服．
- 中等度以上の腹部症状や関節痛，腎障害などがある場合は，入院のうえ，ステロイドの内服を検討する．

 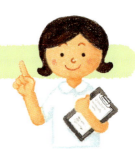

ナースがやるべきことはコレ！

- 紫斑かどうかは圧迫して消えるかどうかで判断する．消えるものが紅斑，消えないものが紫斑である（「5．紅皮症」図1，p.19）．
- 腹痛を訴える患者は重症の可能性があるので，ドクターに伝える．
- 採血，採尿，皮膚生検，入院の指示が出たら準備を行う．
- 安静の指示が出たら，長時間立位での作業を避けたり，横になる際に踵の下に枕などを置いて下肢を挙上したり，という指導を行う．

参考文献
1) 古川福実，他：血管炎・血管障害診療ガイドライン2016年改訂版．日皮会誌，127(3)：299-415, 2017.

（石井良征）

ケース28 頬に何かできている

50歳代の女性．以前から頬部に1cm大の「できもの」がある．痛みや痒みはないが，最近大きくなってきた．

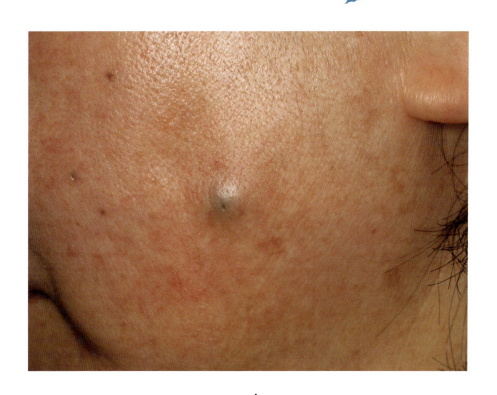

この病気は何？

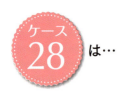

粉 瘤

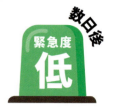

粉瘤とは
わかりやすくいうと…
皮膚に生じる良性の結節

- 「できもの」や「しこり」と表現される病変の多くは腫瘍である．
- 外界からの刺激に対する反応（炎症）と違って，腫瘍は自律的に生じ，無限の増殖によってどんどん大きくなる．
- 腫瘍には，良性腫瘍と悪性腫瘍がある．
- 皮膚に生じる良性腫瘍にはさまざまなものがある．日常診療で目にする機会が多いものを図1～6に示す．
- ケース28は粉瘤であり，内部に角質を入れた袋状になっている（図7）．この袋状の構造を囊腫という．
- 粉瘤は，空気を吹き込まれた風船と同じで，角質が溜まるにつれて膨らみ，限界を超えると破裂する．破裂した粉瘤は炎症性粉瘤といい，膿瘍を形成する（図8）．

ケース28 粉 瘤

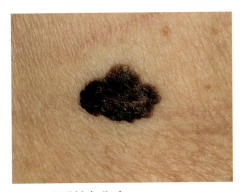

図1 脂漏性角化症

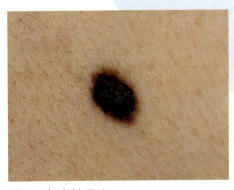

図2 色素性母斑

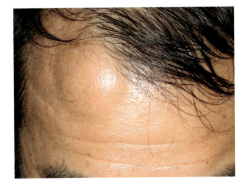

図3 脂肪腫

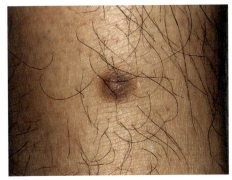

図4 皮膚線維腫

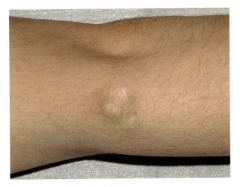

図5 石灰化上皮腫

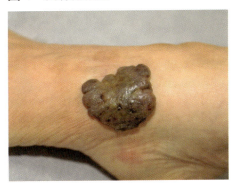

図6 エクリン汗孔腫

ドクターの思考を先読み

ドクター，最初の一手！ 皮膚生検，あるいは切除

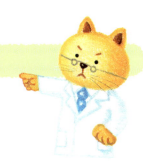

- 腫瘍の良悪性の診断は病理学的に行う．したがって，最初の一手は生検である．
- 病変が小さい場合や臨床像（☞memo）で診断がつく場合

111

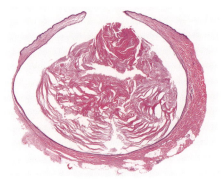
図7 粉瘤の病理組織像

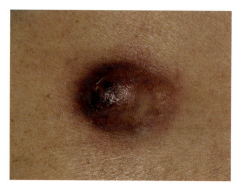
図8 炎症性粉瘤

は，最初から切除でもよい．
- 生検で良性腫瘍であることが確定したら，経過観察するか，治療するか，治療するにしても切除するか，凍結療法など他の方法を使うか，患者と相談する．
- 術前に，ダーモスコピーや超音波検査などの画像診断を補助的に行う．
- 経過観察のデメリットは，今後さらに増大する可能性がある，ということである．
- 粉瘤は臨床像で診断がつけやすく，生検せずに切除することが多い．切除のタイミングは炎症のないときである．炎症をきたしたものを切除すると創が大きくなるので，保存的治療で炎症が収まるのを待って切除する．炎症が嵩じて膿が溜まれば，逆に切開して排膿する．

> **memo**　「臨床像で」というのは，顕微鏡によらず肉眼的に，という意味である．

> **memo**　肉眼的に良性と思われる病変が多数あってすべてを生検／切除できない場合は，患者との相談で，生検を行わず対処することもある．

ナースがやるべきことはコレ！

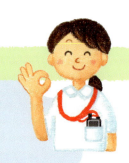

- 生検・切除・切開の指示があれば，その準備を行う．
- 経過観察の方針となった場合，炎症や出血，増大傾向があれば受診するよう説明する．
- すでに滲出液や出血がある場合は，表面を清潔にし，ガーゼなどで保護する．

（能登　舞）

ケース 29 陰部がただれ，軟膏をぬっても治らない

80歳代の女性．ここ数年外陰部に紅斑とびらんがある．種々の外用薬をぬるも，改善せず，徐々に拡大している．

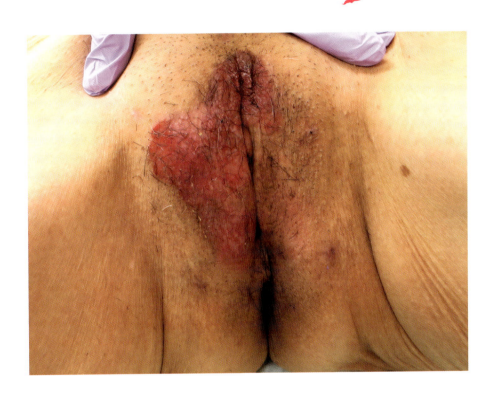

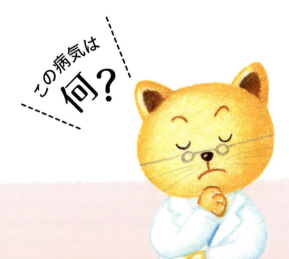

この病気は何？

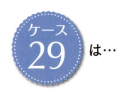は…

乳房外パジェット病

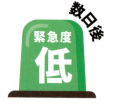

乳房外パジェット病とは

わかりやすくいうと…

外陰部に好発する皮膚がん

- **皮膚悪性腫瘍**（皮膚がん）のうち，がん細胞が表皮内に留まるものを，**表皮内がん**という（**図1**）．
- 表皮には血管もリンパ管も存在しないため，がんが水平方向に拡大しても表皮内に留まるうちは，**転移**することはない．つまり，局所を切除するだけで治療は終わり，がんとはいえ予後良好である（**図2**）．
- がんが垂直方向に進展し，真皮に浸潤すると，真皮には血管やリンパ管があるためそれを介して転移をきたす．転移をきたせば，原発巣の治療だけでがんをコントロールすることはできない．一般には，悪性の経過をたどり，予後不良，ということになる（👉p.118）．
- 表皮内がんの主なものは，① 乳房外パジェット病，② **光線角化症**（日光角化症）（**図3**），③ **ボーエン病**（**図4**）の3つである．
- それぞれの好発部位を挙げると，① 乳房外パジェット病は外陰部，② 光線角化症は露光部（顔面や手背），③ ボー

ケース 29　乳房外パジェット病

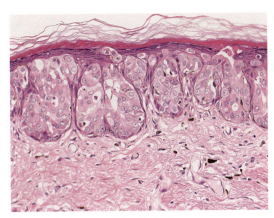

図1　パジェット病の組織像
細胞質の明るいがん細胞は表皮内に限局している．

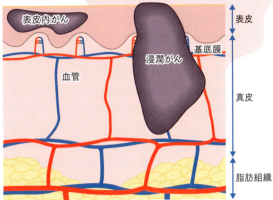

図2　表皮内がんと浸潤がん
表皮内がんは血管・リンパ管のない表皮内に留まっている．基底膜を越えて真皮内に達した浸潤がんでは，血管・リンパ管を介して転移する可能性がある．

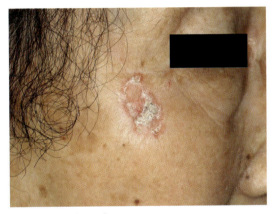

図3　光線角化症

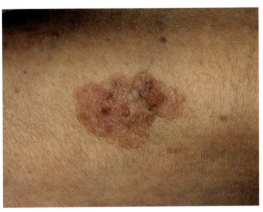

図4　ボーエン病

エン病は身体のどこにでも生じうる．
- 乳房外パジェット病は，外陰部のほか，肛門周囲や腋窩に生じうる．
- 好発年齢は，がん一般に共通するが，**高齢者**である．
- 表皮内がんは表皮に生じた腫瘍である．湿疹は表皮に生じる炎症である（☛「2．蕁麻疹」図1，p.7）．いずれも病変の位置が浅いため，一見すると似ている．
- 高齢者で，一見湿疹様であるが，湿疹の治療に反応しない場合は，表皮内がんを疑う必要がある．漫然と湿疹の治療を続けていると，表皮内がんが**浸潤がん**に進行するリスクがある．

memo　乳房にできるパジェット病（乳房パジェット病）は，乳がんが表皮内に進展したものである．乳腺以外のパジェット病が乳房外パジェット病である．

115

- ただし，急速に進行がんになることは稀である．増殖が緩徐で長期間大きさや色調などに変化がない場合もあるため，表皮内がんのうちに適切に治療できるチャンスは比較的多いと思われるが,「長期間変化がない」ことが逆に受診を抑制する動機にもなってしまう．
- したがって，乳房外パジェット病など表皮内がんの存在を広く知ってもらうことが重要である．

ドクターの思考を先読み

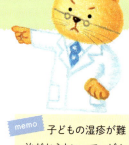

ドクター，最初の一手！ 皮膚生検

- 湿疹に似た病変が難治な場合など，表皮内がんを念頭に置いて生検を考慮する．
- よほど小さな病変で全摘が容易な場合でない限り，まず皮膚生検を行い，病理組織学的に診断を確定する．
- 表皮内がんという病理診断が確定したら，原則**切除**する．
- 光線角化症については，多発することも多いため，すべてを切除することは実質不可能である．その場合，凍結療法やイミキモド（ベセルナクリーム），フルオロウラシル（5-FU 軟膏）などの外用治療，炭酸ガスレーザーを用いる．

> memo 子どもの湿疹が難治だからといって，がんを疑って生検することはない．一般にがんができやすい年齢（高齢者），というものを考慮する．

> memo 乳房パジェット病の治療は乳がんに準じるため，乳腺外科に紹介する．

ナースがやるべきことはコレ！

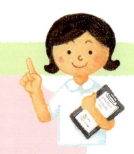

- 外陰部の診察では，患者の羞恥心を考慮する．
- 皮膚生検の指示が出たら準備する．
- 長期間持続する皮膚病変は，湿疹と決めつけず，皮膚科医へ相談するとよい．

（能登　舞）

ケース30 足の裏のほくろが盛り上がってきた

60歳代の男性.数十年前から足底に「ほくろ」があり,ここ数年で拡大,隆起してきた.

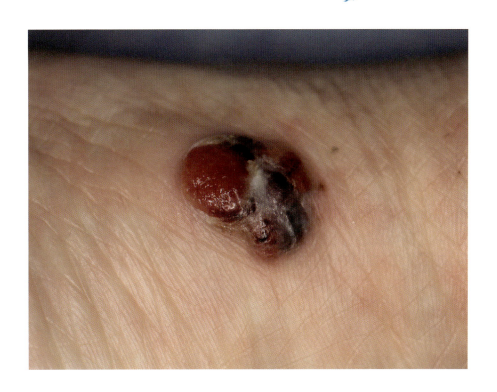

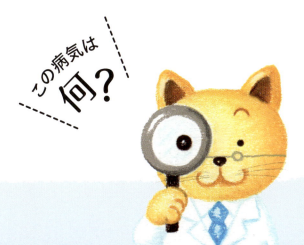

この病気は何?

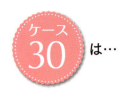は…

悪性黒色腫

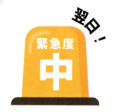

悪性黒色腫とは

わかりやすくいうと…

メラノサイトの悪性腫瘍, いわゆる「ほくろのがん」

- 表皮内がんが進行すると,「本物のがん」になる.「本物のがん（浸潤がん）」は, 真皮に達しており, 血管・リンパ管を介して転移するリスクが高まる（☞「29. 乳房外パジェット病」図2, p.115）.
- 光線角化症やボーエン病が進行すると, 有棘細胞癌（**図1**）になる. 乳房外パジェット病（☞ p.114）が進行したものは, 浸潤性乳房外パジェット病という.
- これ以外の皮膚悪性腫瘍として, 基底細胞癌（**図2**）, 悪性黒色腫, メルケル細胞癌（**図3**）, 菌状息肉症（**図4**）などの皮膚悪性リンパ腫, 血管肉腫（**図5**）, 隆起性皮膚線維肉腫（**図6**）がある. ケース30は, 悪性黒色腫である.
- 悪性黒色腫はメラノサイトの悪性腫瘍で, 一般に黒色調を呈する. 結節型, 表在拡大型, 末端黒子型, 悪性黒子型の4病型に分類される. 日本人では, 足底に好発する. 病型としては, 末端黒子型が多い. 悪性腫瘍のなかでも特に

ケース30　悪性黒色腫

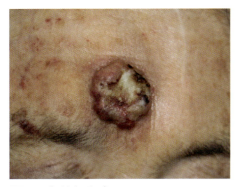
図1　有棘細胞癌

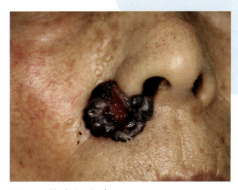
図2　基底細胞癌

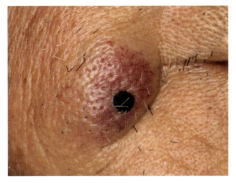
図3　メルケル細胞癌

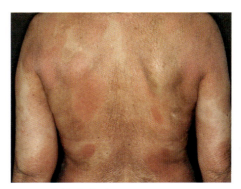
図4　菌状息肉症

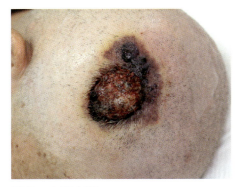
図5　血管肉腫

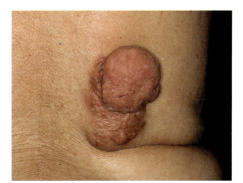
図6　隆起性皮膚線維肉腫

予後不良な腫瘍として知られている．

- **有棘細胞癌**は，光線角化症から進展するものが多い．したがって，露光部に好発する．多くは紅色の腫瘍で，時にカリフラワー状に隆起する．進行例では転移を生じる．
- **基底細胞癌**は，顔面に好発する腫瘍で，通常黒色を呈する．悪性腫瘍ではあるが，転移は稀である．しかし，局所の破壊性は強く，図2でも腫瘍の中央は潰瘍化している．放置すれ

memo　菌状息肉症は，皮膚悪性リンパ腫の一型．血管肉腫は血管系の悪性腫瘍で，悪性黒色腫よりさらに予後不良．隆起性皮膚線維肉腫は，線維芽細胞系の悪性腫瘍．基底細胞癌同様，転移は稀である．

ば潰瘍はどんどん広く深くなる．それが悪性の所以である．

ドクターの思考を先読み

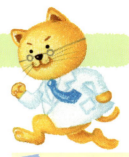

ドクター，最初の一手！ 皮膚生検

- まず皮膚生検を行い，病理組織学的に診断を確定する．
- 悪性腫瘍という病理診断が確定したら，**切除**が第一選択である．
- 切除できない場合，放射線感受性の高い腫瘍であれば，**放射線療法**も考慮する．
- 転移巣の有無を各種画像検査（CT，PETなど）で確認する．
- 所属リンパ節転移に対してはリンパ節郭清を，遠隔転移のある進行例に対しては化学療法を考慮する．
- 転移巣がコントロール不能の場合は，症状緩和やQOLの改善を目的とした支持療法を行う．
- 一方，治療により根治が期待できる場合でも，再発・転移のリスクがあるため，長期にわたり経過観察する．

> memo 悪性黒色腫を疑う場合は，可能なら病変全体を切除する（切除生検）．

> memo 基底細胞癌，有棘細胞癌，メルケル細胞癌，血管肉腫は放射線療法が有効である．

ナースがやるべきことはコレ！

- 皮膚生検の指示が出たら準備する．
- 腫瘍表面がびらん化し易出血性の場合，非固着ガーゼなどを用いて被覆するとよい．
- 化学療法を行う例では，抗がん薬の血管外漏出（☞p.158）に留意する．
- 患者心理を考慮しつつ，治療と仕事の両立などQOLの維持・向上を目指して支持的なケアを行う．

（能登　舞）

ケース31 風呂に入ったら，熱湯だった

80歳代の男性．浴槽に湯を溜めて沸かし，温度を確認せずに入ったら，熱湯だった．自力ではうまく出られず，家族によって救出された．

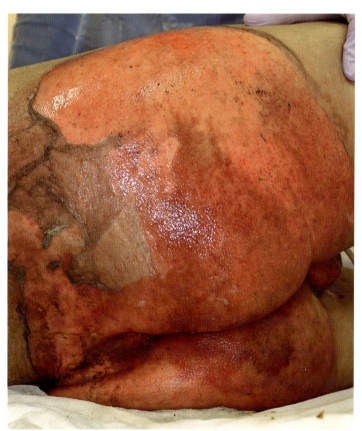

この病気は何？

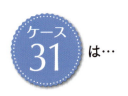
ケース **31** は…

熱傷

熱傷とは

わかりやすくいうと…

高温による組織障害, いわゆる「やけど」

- 火炎, 高温の気体・液体・固体による組織障害を熱傷という.
- 障害が及んだ深さにより, Ⅰ度（表皮）, Ⅱ度（真皮）, Ⅲ度（皮下組織）に分ける.
- **Ⅰ度**熱傷では<u>紅斑</u>が主体であり, 代表的疾患は<u>日光皮膚炎</u>（いわゆる「日焼け」）である.
- **Ⅱ度**熱傷は<u>水疱</u>（**図1**）, あるいはそれが破れた結果の<u>びらん・潰瘍</u>を形成する.
- **Ⅲ度**熱傷では白色調（火炎の場合は黒色調）の<u>壊死</u>組織となり, 知覚は消失する（**図2**）.
- Ⅱ度熱傷は, <u>真皮浅層熱傷</u>（superficial dermal burn：SDB）と<u>真皮深層熱傷</u>（deep dermal burn：DDB）に分ける.
- 熱傷の深さは<u>温度</u>と<u>時間</u>の掛け算で決まると考えてよい.
- 熱湯で受傷した場合, 高温といっても数十℃であり, 健康な成人であれば一瞬で熱源から遠ざかり冷却もするため, 温度×時間の値は比較的小さくなる. よって浅い熱傷になる.

> **memo** SDBは2週間以内に瘢痕を残さず上皮化するが, DDBは上皮化まで2週間以上を要し, 瘢痕を残して治癒する.

> **memo** 熱源との接触が一瞬なら, 赤くなるだけ（Ⅰ度）か, 水疱（Ⅱ度）ができてもSDBである.

ケース31 熱傷

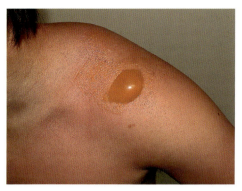

図1 II度熱傷
びまん性の紅斑中心に水疱を形成している.

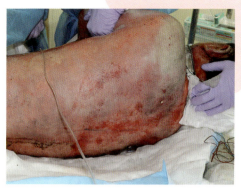

図2 III度熱傷
白色調の壊死組織がみられる.

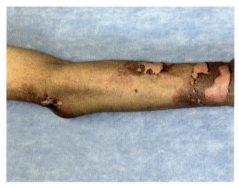

図3 電撃傷
20,000 Vの高圧電流による.

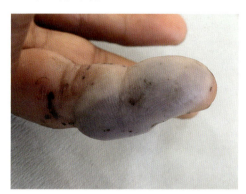

図4 化学熱傷
フッ化水素酸による.

- 乳幼児や身体機能の落ちた高齢者の場合,同温の熱源でも回避行動が遅れ,長時間接触し続けることで,温度×時間の値が大きくなる.よって深い熱傷になる.ケース31は,長時間熱したことで深くなっており,DDBと推測される.
- 特殊な熱傷として,高圧電流による**電撃傷**(図3),落雷による雷撃傷,酸やアルカリなどの化学物質が皮膚や粘膜に付着することによって生じる**化学熱傷**(図4)がある.

> memo 湯たんぽ程度の温度でも一晩接触し続けていれば,深い熱傷になる.これを低温熱傷といい,上皮化まで長期間要し,瘢痕を残す.

ドクターの思考を先読み

ドクター,最初の一手! 受傷範囲と深さの評価

- 受傷範囲は,**9の法則**で概算する(図5).
- II度以上の熱傷が体表面積の15%以上に及ぶ中等度熱傷,

123

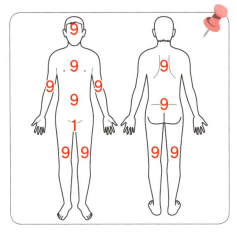

図5 9の法則による受傷面積の概算
頭部，胸部，腹部，上背部，下背部，右上肢，左上肢，右下肢後面，右下肢前面，左下肢前面，左下肢後面（11か所）それぞれ体表面積の9％を当てる．これで99％．残り1％は陰部に当てる．

30％以上に及ぶ重症熱傷では，入院させ，補液をはじめとする全身管理を行う．

- 受傷後48時間は血管透過性が亢進し，補液しても血管内からサードスペースに逃げるため，乏尿と浮腫が出現する．
- 深度ごとの局所処置は以下の通りである．
    a. Ⅰ度熱傷は，冷却した後，外用抗菌薬や外用ステロイドなどで治療する．
    b. SDBは，外用抗菌薬，あるいは感染に注意しながら創傷被覆材を用いる．
    c. DDB～Ⅲ度熱傷は，適切に壊死組織を除去し，皮膚移植や創傷被覆材で創部をおおう．

> memo 重症熱傷では，尿量の管理を行うことと，浮腫を見越した処置が必要である．つまり，浮腫がひどくないうちに，静脈ラインと気道（気道熱傷がある場合）を確保することである．

ナースがやるべきことはコレ！

- 受診の連絡を受けたら，受傷機転，受傷範囲，全身状態を聴取する．
- 狭い範囲の熱傷であれば，流水で充分（30分以上）冷却してから受診してもらう．
- 広範囲熱傷では，現場での冷却は体温低下の原因にもなる（特に小児）ので搬送を優先する．
- 広範囲熱傷で今後浮腫が予想される場合，早めにアクセサリー類を取り外しておく．

（能登　舞，梅林芳弘）

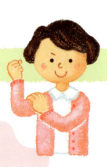

> memo 指輪をカットするのは，搬送してきた救急隊員に依頼するとよい．

ケース32 脚が痛い

70歳代の女性．右下腿に痛みを訴えている．

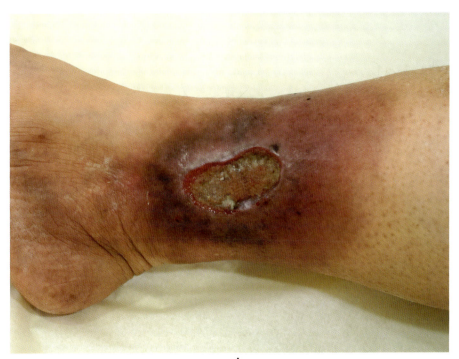

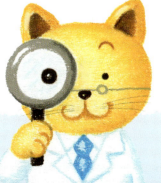

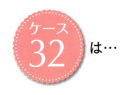
ケース 32 は…

下腿潰瘍

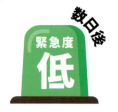
緊急度 低 数日後

下腿潰瘍とは

わかりやすくいうと…

下腿の皮膚が欠損している状態

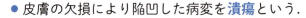

- 皮膚の欠損により陥凹した病変を潰瘍という．
- 下腿に生じた潰瘍を，ざっくりとした病名で「下腿潰瘍」といっている．
- 一般に潰瘍の原因はさまざまで，外傷でも感染症でもアレルギーでも腫瘍でも起こりうるが，下腿潰瘍の原因は，循環障害がほとんどである．循環障害は動脈性と静脈性に分けられるが，下腿潰瘍の約7〜8割が静脈性，約1割が動脈性である[1]．
- 静脈は逆流を防ぐ弁を有するが，弁が有効に機能しなくなり，血液が逆流してうっ滞を生じる状態を慢性静脈不全症（chronic venous insufficiency：CVI）という．
- CVIを引き起こすリスクとしては出産，立ち仕事，肥満，遺伝的要因などが挙げられる．CVIをきたす疾患としては，下肢静脈瘤や深部静脈血栓症が代表的である．
- 静脈うっ滞による潰瘍をうっ滞性潰瘍という．下腿の内

memo 潰瘍は真皮まで欠損している．表皮の欠損に留まるものは「びらん」である．

memo ケース32は，大雑把に言えば「下腿潰瘍」であるが，頻度，部位，潰瘍周囲の状況から「うっ滞性潰瘍」とほぼ断じて構わない．

ケース32　下腿潰瘍

側に好発し，潰瘍周囲に色素沈着や硬化を伴う．
- うっ滞性潰瘍では，その他，静脈瘤，浮腫，湿疹を伴うことがある．
■ 下腿潰瘍のうち動脈性のものは，閉塞性動脈硬化症（arteriosclerosis obliterans：ASO）とバージャー病があるが，慢性動脈閉塞症の9割近くはASOである[2]．

memo　末梢動脈疾患（peripheral arterial disease：PAD）は，冠動脈以外の閉塞性動脈疾患を広くさす場合もあるが，最近はASOと同義として用いられることが多い．

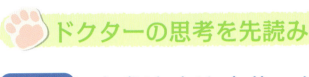

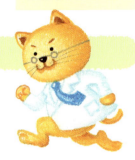

ドクター，最初の一手！ **皮膚潰瘍治療薬の外用**

- 潰瘍にはまず，皮膚潰瘍治療薬を外用する．
- 外用薬の選択は，感染や壊死組織の有無，滲出液の多寡，潰瘍底の肉芽の状態から総合的に判断する．
- 壊死組織は感染の原因になるため，外科的手法などで可及的に除去する（デブリードマン）．
- 外用療法を行いつつ，原因検索を施行する．下腿潰瘍の多くは静脈うっ滞に起因するため，まず立位で下肢静脈瘤の有無を確認する．さらに超音波検査で，表在静脈の逆流や深部静脈血栓症の有無を明らかにする．
- 静脈うっ滞があれば，弾性ストッキングや弾性包帯を用いた圧迫療法が重要である[3,4]．
■ ASO（PAD）を疑った場合，足関節上腕血圧比（ankle brachial pressure index：ABI）を測定する．ABI 0.9以下でPADを疑う．
■ 循環障害以外の潰瘍の原因として，感染症や血管炎，皮膚がんも考えられるので，難治の場合は皮膚生検も考慮する．

memo　ケース32のように壊死組織があって滲出液が少なければゲーベン®クリーム，滲出液が多ければカデックス®軟膏，壊死組織がなくなればオルセノン®軟膏かフィブラスト®スプレー，良好な肉芽が上がって上皮化を促したければアクトシン®軟膏（滲出液が多い場合）かプロスタンディン®軟膏（滲出液が少ない場合）を選択する．

memo　下肢静脈瘤自体には，高位結紮術，ストリッピング術，硬化療法，レーザーや高周波を用いた血管内焼灼術を検討する．

memo　深部静脈血栓症があれば，肺塞栓を併発して生命に関わることがあるので，すみやかに抗凝固療法を開始する．

127

表1　圧迫療法の作用機序

①浮腫軽減による微小循環改善（間質液を戻す，逆流を減らす）
②筋肉ポンプの増強
③血管径減少による静脈流速上昇
④血管径減少で静脈弁の接合性が改善し逆流が減少
⑤圧迫により末梢から中枢へ水分が移動し心拍出量が増加　など

（文献4）をもとに作成）

ナースがやるべきことはコレ！

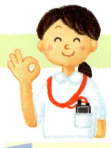

- まずは安静の保持や下肢挙上，長時間の立位を避けることが重要である．
- 潰瘍部の洗浄は石けんで洗い，水道水あるいは生理食塩水でよく洗い流す．
- 消毒は創部の疼痛が強いうえに周囲の正常な組織まで損傷するため，行わない．
- 創面に塗布する軟膏は多めに塗り，湿潤環境を継続して乾燥しないよう注意する．
- 圧迫療法（**表1**）として弾性ストッキングや弾性包帯を用いることが多いが，どちらも長所と短所があるため，患者の病状や背景を考慮して選択する[3,4]．
- 立ち仕事が多い人や高齢者の場合，再発することがある．治療で軽快しても弾性ストッキングによる圧迫は継続した方がよい．

> memo　圧迫療法で特に重要な点は，足部より下腿までを圧迫すること，上にいくほど圧迫が緩くなるようにすることである．

> memo　静脈性うっ滞潰瘍の患者に弾性包帯を用いる場合，伸びにくい低伸縮性包帯を用いるのが望ましい[3,4]．

参考文献

1) 伊藤孝明，他：下腿潰瘍・下肢静脈瘤診療ガイドライン．日皮会誌，**127**(10)：2239-2259，2017．
2) 窪田泰夫，他：閉塞性動脈硬化症．皮膚臨床，46：1468-1472，2004．
3) 坂田雅宏：静脈うっ滞性皮膚炎に対する圧迫療法．MB Derma，207：43-48，2013．
4) 松原　忍，他：静脈うっ滞性皮膚炎に対する診断とフットケア．WOC Nursing，2(11)：73-80，2014．

（岸田功典）

ケース 33 寝たきりの患者,殿部が赤い

50歳代の男性.下半身麻痺あり.おむつ交換のとき,尾骨部や肛門周囲の発赤に気づいた.

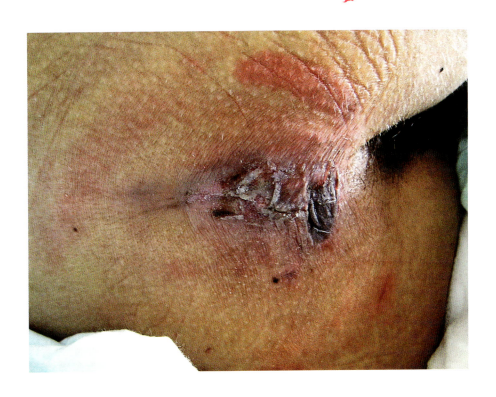

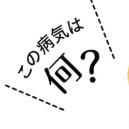
この病気は何?

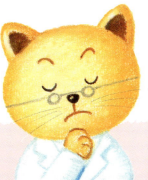

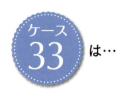
ケース33は…

褥　瘡

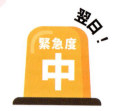

褥瘡とは

わかりやすくいうと…

持続的な圧迫による組織障害，いわゆる「とこずれ」

- 褥瘡は主として臥床による圧迫が血行不全を招いて発生し，仙骨部に最も多く見られる．
- 褥瘡の状態は，深さ（Depth），滲出液（Exudate），大きさ（Size），炎症・感染（Inflammation/Infection），肉芽組織（Granulation tissue），壊死組織（Necrotic tissue），ポケットの7項目で評価（Rating）する（DESIGN-R®）．
- 褥瘡の深さは，d0（皮膚損傷・発赤なし），d1（持続する発赤），d2（真皮までの損傷），D3（皮下組織までの損傷），D4（皮下組織を越える損傷），D5（関節腔・体腔に至る損傷），DU（深さ判定不能）に分けられている．
- DESIGN-R®の各項目については，重度なものを大文字（DESIGN），軽度のものを小文字（design）で表している．
- 発生からおおむね1〜3週間のものを急性期の褥瘡という[1]．
- 急性期は深さの判定が難しいため，慢性期の褥瘡（**図1**）に移行してからDESIGN-R®で評価するのがよい．

memo　ケース33のように上体を挙上している場合，尾骨部に体圧がかかりやすいため，尾骨部の褥瘡も稀ではない．

memo　急性期の褥瘡のなかに，当初はDESIGN-R®のd1のような軽症にみえるが，時間の経過とともに深い褥瘡へと変化する深部損傷褥瘡（deep tissue injury：DTI）がある[2]．

ケース33 褥瘡

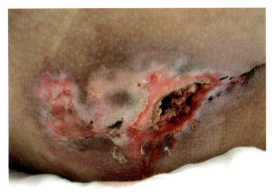

図1 慢性期の褥瘡

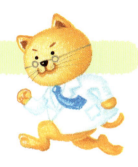

ドクターの思考を先読み

ドクター,最初の一手! 圧迫を除去,皮膚潰瘍治療薬の外用または創傷被覆材

- おおもとの原因である圧迫を除去する．具体的には，適切な**体圧分散寝具**を選び，適度な**体位変換**を行う．
- 局所は，創部の状態に応じて適切な外用薬(「☞ 32. 下腿潰瘍」p.127)あるいは創傷被覆材を用いる．
- 慢性期の深い褥瘡は，DESIGN-R®で評価し，各項目を重度(DESIGN)から軽度(design)に変えていくよう治療方針を立てる．
- 硬く厚い壊死組織が固着した状況で発熱や局所の炎症(発赤，腫脹，疼痛)，悪臭を認める場合は，壊死組織の下床に**膿瘍**を形成している可能性があり，外科的**デブリードマン**が必要である[2]．

> memo 低タンパク血症や貧血など創傷治癒を妨げる全身的な要因があれば，改善を図る．

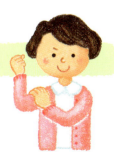

ナースがやるべきことはコレ!

- ドクターおよび褥瘡対策チームに診察してもらい，治療やケアの指示をもらう．

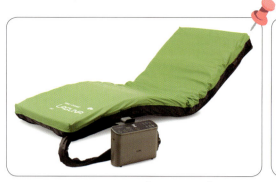
図2　スモールチェンジ® ラグーナ®
（株式会社ケープより提供）

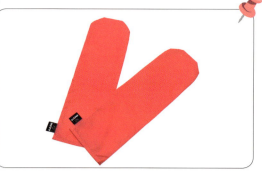
図3　介助グローブ
（株式会社ケープより提供）

- 褥瘡は急激に変化する可能性があり，毎日の注意深い観察が重要である．
- 汚染したおむつはすぐに交換して創の感染予防に努める．
- 拭くだけのケアは，摩擦刺激で真皮深層以下の組織にダメージを及ぼす．微温湯で優しく洗い流して創面の保護を図る．
- 体圧分散寝具は高機能タイプを選択する．
- 全身を大きく体位変換できない場合や介護者の負担が大きい場合は，小さな体位変換を自動で繰り返すスモールチェンジ機能つきの体圧分散寝具の使用も考える[3]（**図2**）．
- 創部に体圧やずれ力のかかる体位を避け，適宜「圧抜き」を行う．
- 介助の際，滑り力を活用したグローブも有用である[3]（**図3**）．
- 全身状態の悪化も考えられることから，損傷部位だけでなく，全身状態の観察も行う．

memo：栄養状態に関し，栄養サポートチーム（NST）に相談するのもよい．

参考文献
1) 日本褥瘡学会：褥瘡ガイドブック第2版―褥瘡予防・管理ガイドライン（第4版）準拠．p43-46，照林社，2015．
2) 真田弘美，他編：NEW 褥瘡のすべてがわかる．p193-209，永井書店，2012．
3) 株式会社ケープ：ケープ総合カタログ．https://www.cape.co.jp/support/catalog

（小玉光子）

ケース34 ストーマのまわりが赤くただれた

70歳代の女性．消化管ストーマを造設している．ストーマ外来受診時，ストーマの周囲に発赤とびらんを認めた．

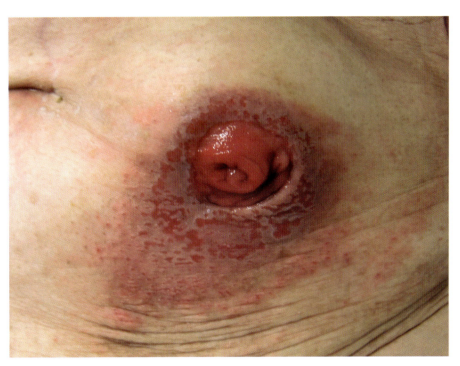

この病気は何？

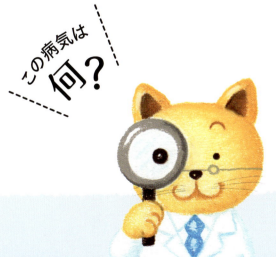

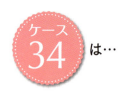

ストーマ周囲皮膚障害

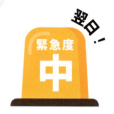

ストーマ周囲皮膚障害とは
わかりやすくいうと…
ストーマ周囲の皮膚トラブル

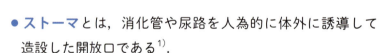

- **ストーマ**とは，消化管や尿路を人為的に体外に誘導して造設した開放口である[1]．
- ストーマには括約筋がないため，周囲皮膚は常に便や尿の**失禁**にさらされている．
- 排泄物や装具の刺激によって生じた炎症（接触皮膚炎，☞p.22）を**ストーマ周囲皮膚炎**という．感染症なども含めた病的状態を広くいうときは，ストーマ周囲皮膚障害という．
- ストーマ周囲の皮膚に触れるものは，ストーマ袋を固定する10 cm四方の「面板」と，排泄物を収集する「ストーマ袋」である（**図1**）．
- 面板は，皮膚を生理的状態に保つ作用の皮膚保護剤で作られている．しかし，長時間または頻繁に排泄物が付着した場合は，その効果を得られない．
- ストーマ近接部の皮膚障害の原因は，ほとんどの場合，排泄物の刺激によるものである[2]．

> **memo** ケース34のようにびらんが広がると，びらん部からの滲出液で面板が張り付かない可能性があるため，緊急度を「中」にした．

ケース34 ストーマ周囲皮膚障害

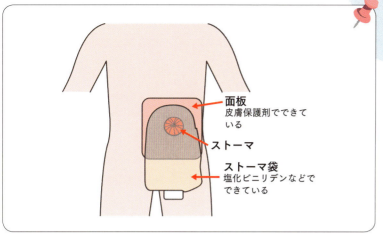

図1 ストーマ装具を装着した腹部の状態

- また，面板部の皮膚が浸軟すると感染の原因となりやすい．
- 面板に一致した皮膚障害の場合は，面板そのものや面板剥離時の機械的刺激が原因として考えられる．

 ドクターの思考を先読み

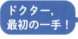 ドクター，最初の一手！ **ステロイド（ローション）の外用**

- ほとんどは排泄物の刺激による**接触皮膚炎**であるから，ステロイドを用いる．
- しかし，皮膚にストーマ装具の面板を貼る患者は，外用薬を塗布した場合，面板の密着が困難になる．
- そこで，面板の貼り付けへの影響を避けるため，ローションタイプや液剤の外用薬（リンデロン®-Vローションなど）を用いる．
- ただし，面板で覆われる部位に外用薬を使えるのはストーマ装具交換時のみであるため，使用する装具によっては数日に1回となる．

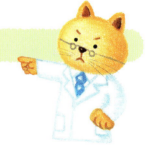

memo 皮膚カンジダ症（→p.54）などの感染症は否定しておく必要がある．

 ナースがやるべきことはコレ！

- 装具の交換時，石けんとぬるま湯を使ってストーマ周囲

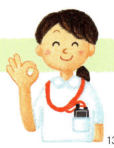

135

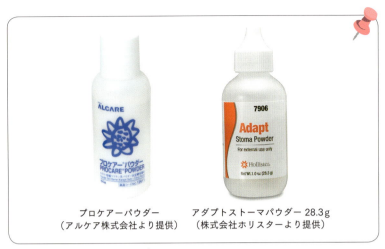

プロケアーパウダー　　　アダプトストーマパウダー 28.3g
（アルケア株式会社より提供）　（株式会社ホリスターより提供）

図2 粉状皮膚保護剤[4,5]

の皮膚を十分に洗い，皮膚の清潔を保つ．
- ストーマ用品として粉状皮膚保護剤（**図2**）や板状皮膚保護剤があるので，ナースはまずそれらを使用して発赤やびらんのケアを行うのがよい．
- 面板は製造会社が表示する装着期間を超えないように新しいものに取り替える．装着期間内であっても，面板がストーマ孔側から5〜10mmくらい溶けたりふやけてきたら，新しいものに取り替える必要がある[3]．
- 粉状・板状の皮膚保護剤を用いても皮膚障害の改善が認められない場合は，ドクターが処方したローションタイプの外用薬を塗布する．その場合，皮膚表面の乾燥を確認してから面板を貼る．

参考文献
1) 日本ストーマ・排泄リハビリテーション学会：ストーマ・排泄リハビリテーション学用語集 第3版．金原出版株式会社，p30，2015．
2) 五十嵐弘美：ストーマ周囲皮膚炎をどうする？．Visual Dermatol，8（8）：822-823，2009．
3) 山本由利子：あなたならどうする？ ストーマ装具選択のポイントQ＆Aでチェック！．メディカ出版，p65-75，2003．
4) アルケア株式会社：アルケア ストーマケア用品カタログ
   http://www.alcare.co.jp/stoma_care/index_h5.html#H1
5) 株式会社ホリスター：ホリスター総合製品カタログ，Vol.12．
   http://www.hollister.co.jp/ja-jp/products/Ostomy-Care-Products/Ostomy-Accessories/Stoma-Powders/Adapt-Stoma-Powder

（小玉光子）

---

memo　ケース34の場合は，ストーマの排泄口が下側（7時方向）を向いており，腹部も下に傾斜がついている．したがって，発赤やびらん部は粉状皮膚保護剤を散布後，さらに板状皮膚保護剤を用いて腹部の高さを整え，それから面板を貼る方法を考慮する．

memo　ぬめりや湿気が残っている皮膚に面板は密着しにくく，皮膚と面板のわずかの隙間から排泄物がもぐり込んで，発赤やびらん部の治癒を妨げることになる．

ケース 35 顔のしみが気になる

40歳代の女性．両頬部の色素斑が出産後に悪化した．
頬部に左右対称性に褐色斑がみられる．痒みはない．

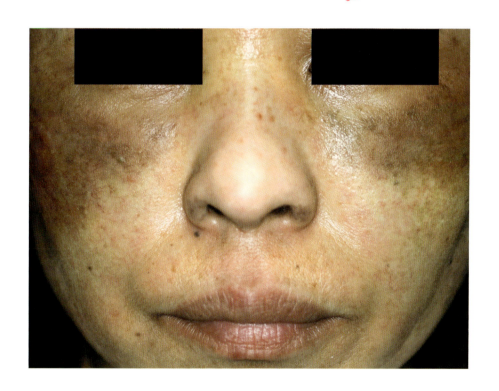

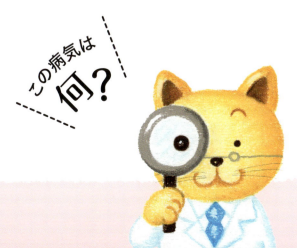

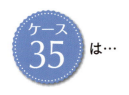

ケース **35** は…

肝　斑

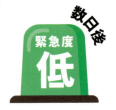

肝斑とは

わかりやすくいうと…

女性に多い頬の色素斑,いわゆる「しみ」

- 肝斑は，額部，頬部，口囲を中心に左右対称性にみられる境界明瞭な淡褐色〜褐色の色素斑である．形はさまざまで，自覚症状はない．
- 大部分は女性で，30〜40歳代において後天的に発症する．
- 原因・悪化因子として紫外線が最も重要である．
- 妊娠，経口避妊薬の内服，卵巣機能異常を契機に出現することから，女性ホルモンの関与が推測されている．
- 洗顔や化粧時の摩擦も悪化因子である．
- 肝斑と鑑別が必要な疾患（表1）として老人性色素斑（日光黒子）（図1），雀卵斑（図2），炎症後色素沈着，光線角化症（日光角化症）などがある．疾患により治療法が異なるため，確定診断のために皮膚生検を行う場合もある．
- 世間でいう「しみ」の約6割，「そばかす」の約3割は老人性色素斑である[1]が，医学的に「しみ」に対応するのは肝斑，「そばかす」に対応するのは雀卵斑である．

表1 肝斑と鑑別が必要な疾患

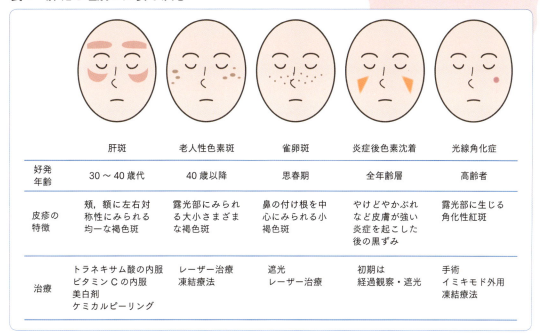

	肝斑	老人性色素斑	雀卵斑	炎症後色素沈着	光線角化症
好発年齢	30〜40歳代	40歳以降	思春期	全年齢層	高齢者
皮疹の特徴	頬，額に左右対称性にみられる均一な褐色斑	露光部にみられる大小さまざまな褐色斑	鼻の付け根を中心にみられる小褐色斑	やけどやかぶれなど皮膚が強い炎症を起こした後の黒ずみ	露光部に生じる角化性紅斑
治療	トラネキサム酸の内服 ビタミンCの内服 美白剤 ケミカルピーリング	レーザー治療 凍結療法	遮光 レーザー治療	初期は経過観察・遮光	手術 イミキモド外用 凍結療法

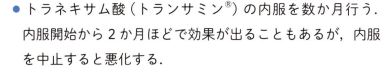

ドクターの思考を先読み

ドクター，最初の一手！ トラネキサム酸，ビタミンCの内服

- トラネキサム酸（トランサミン®）の内服を数か月行う．内服開始から2か月ほどで効果が出ることもあるが，内服を中止すると悪化する．
- トラネキサム酸は止血作用をもつ薬剤であり，血栓や動脈硬化のリスクを有する患者や，ワルファリンやアスピリンなどの抗凝固薬を内服している患者には使用しない[2]．
- 抗酸化作用をもつビタミンC（シナール®）もよく併用する．
- 外用療法として，2〜5％ハイドロキノン軟膏を1日1〜2回外用することもある．
- 皮膚のターンオーバーを促進し，角層とともにメラニンを除去するケミカルピーリングも有効である．
- 以下の生活指導も重要である．

memo レーザー治療は炎症後色素沈着を起こすため，従来は禁忌とされていたが，近年ではメラニンを非侵襲的に除去するレーザートーニングによる治療の有効性が報告されている．合併症として白斑を生じることがあり，照射の間隔と回数に注意する[3]．

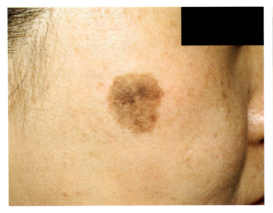

図1 老人性色素斑
頬の比較的大きく境界明瞭な褐色斑．
写真提供：梅林芳弘

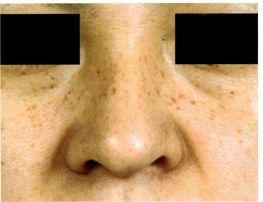

図2 雀卵斑
鼻根部に散在する小さな褐色斑．
写真提供：梅林芳弘

ナースがやるべきことはコレ！

- 紫外線からの防御が重要であるため，サンスクリーン剤の外用指導，物理的遮光（日傘・帽子・サングラス・UVカット手袋等）の指導を行う．
- 物理的な摩擦・刺激を避けるよう指導する（洗顔のときにごしごしこすらない，化粧時のパフや美顔マッサージ器具による摩擦を避ける）．

参考文献
1) 渡辺晋一：シミの定義と頻度・性差・好発年齢．市橋正光 他編，シミと白斑 最新治療ガイド，p2-5，中山書店，2012．
2) 金原彰子，他：しみ治療．橋本公二 他編，皮膚科ナーシングプラクティス，p178-179，文光堂，2009．
3) 黄 聖琥，他：レーザートーニングによる合併症の経験と対策．PEPARS，(110)：65-72，2016．

（堤　玲子）

ケース 36 顔のぶつぶつが気になる

10歳代の男子．13歳ごろより顔に丘疹が多発し増えてきた．

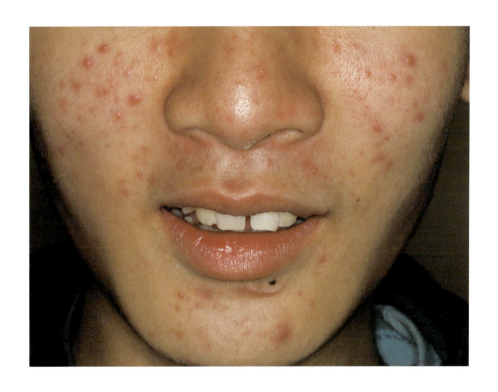

この病気は何？

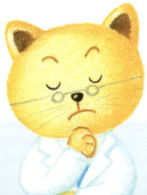

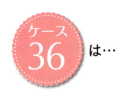は…

尋常性痤瘡

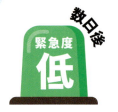

尋常性痤瘡とは

（わかりやすくいうと…）

毛孔の閉鎖から始まる炎症，いわゆる「にきび」

- 尋常性痤瘡（にきび）は，多くの人が一度は経験するありふれた疾患である．思春期以降発症し，顔や胸背部に好発する．
- 尋常性痤瘡は，**毛孔**（毛包の開口部）の閉鎖や過剰な皮脂分泌，細菌の増殖などが複雑に関与する慢性炎症性疾患である．
- 面皰(めんぽう)（コメド，comedo）と炎症性皮疹の二段階に分けることができる（図1）．
- **面皰**（図2）は，毛孔が**角栓**により詰まり，毛包に**皮脂**が貯留した状態で，いわゆる「白にきび」である．
- **炎症性皮疹**は，上記の皮脂貯留部に**アクネ菌**が増殖し，好中球を遊走させるなど炎症を惹起して紅色の丘疹や膿疱を呈する．いわゆる「赤にきび」である．ケース36では炎症性皮疹が見られる．
- 軽快した後に，**瘢痕**を生じることがある．

memo 英語ではアクネ（acne）という．

memo ステロイドの外用あるいは内服中に痤瘡が生じることがある（ステロイド痤瘡）．また，がん治療に使用する分子標的薬の副作用として痤瘡様皮疹が生じることもある．

ケース36 尋常性痤瘡

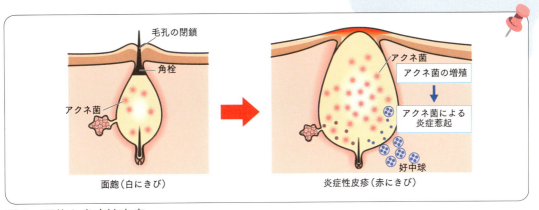

図1 面皰と炎症性皮疹
面皰（白にきび）と炎症性皮疹（赤にきび）.

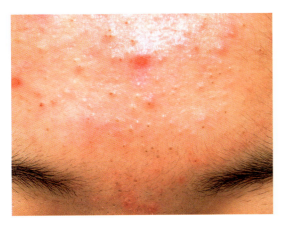

図2 眉間の面皰
写真提供：梅林芳弘

- 痤瘡により患者のQOLは低下し，中高生ではいじめの原因にもなりかねない．早期の積極的な治療と，軽快後の維持療法が重要である．

ドクターの思考を先読み

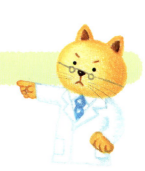

 面皰の改善（外用）と抗菌薬（内外用）

- 面皰には，アダパレン（ディフェリン®）ゲル，過酸化ベンゾイル（ベピオ®）ゲル，アダパレン・過酸化ベンゾイル配合剤（エピデュオ®）ゲルを用いる．

- 軽度の炎症性皮疹には，上記に加えて，クリンダマイシン・過酸化ベンゾイル（デュアック®）配合ゲル，クリンダマイシン（ダラシン®T）ゲル，ナジフロキサシン（アクアチム®）クリームなどの抗菌薬を配合した外用薬を使う．
- 中等度以上の炎症性皮疹には，さらに，ドキシサイクリン（ビブラマイシン®）などの内服抗菌薬を併用する．
- 抗菌薬は耐性菌の出現を防ぐため長期連用は避け，原則3か月までとする[1]．
- 炎症性皮疹が改善した後は，面皰に対しての維持療法として，目立つ皮疹がなくてもディフェリン®ゲル，ベピオ®ゲルの外用を行う．

> **memo** 面皰を改善させる外用薬はいずれも刺激症状があるので，小範囲の外用から慣らし，次第に塗る面積を広げていくよう指導する．万一赤くなったら接触皮膚炎の可能性があるため，直ちに中止させる．

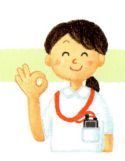

ナースがやるべきことはコレ！

- 日常生活でのポイントとして，洗顔（1日2回，強くこすらず十分にすすぐ）と，メイク落とし（オイルクレンジングを悪化因子とする根拠はない）について指導する．
- スキンケアにおいては，保湿も重要であり，低刺激性・ノンコメドジェニックな痤瘡用基礎化粧品を用いることも選択肢の1つとなる．
- 油性の面皰形成性のある化粧品では痤瘡が悪化することがあるが，化粧によって患者のQOLは向上する．低刺激性でノンコメドジェニックな化粧品を選択し化粧をすることは推奨される．
- 極端な偏食を避け，バランスのよい食事摂取と規則正しい生活を心がけるのはもちろんである．

参考文献
1) 林 伸和，他：尋常性痤瘡治療ガイドライン2017．日皮会誌，127（6）：1261-1302，2017.

（井上紗恵）

ケース37 歩くと足の裏が痛い

50歳代の男性．脊髄梗塞の後遺症のため，両足背が屈曲拘縮しており，常に短下肢装具を着用している．歩行時，足底に装具があたって痛い．

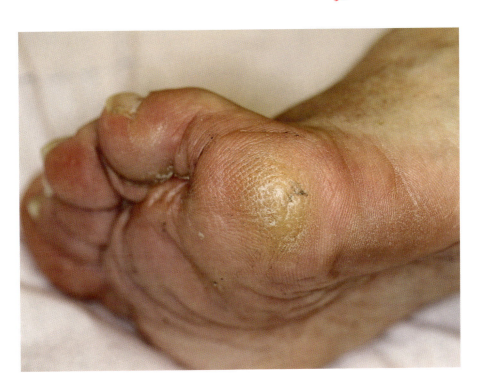

この病気は何？

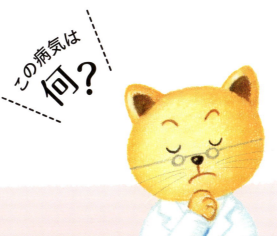

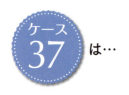 は…

胼　胝
べん　ち

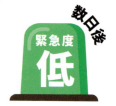

胼胝とは

わかりやすくいうと…

慢性的な刺激によって，角質が厚くなる病気，いわゆる「たこ」

- 慢性的な物理的刺激によって，角質が反応性に厚くなる疾患に胼胝と鶏眼（けいがん）がある．
- いずれも足底にできやすく，足の変形などによって靴が合わなくなることで生じる場合が多い．
- 胼胝は慢性的に圧迫や摩擦などが反復している部位の角質が一様に厚くなっている（**図 1a**）[1]．足底以外に筆記具による指の「ペンだこ」，足背の「座りだこ」などもある．

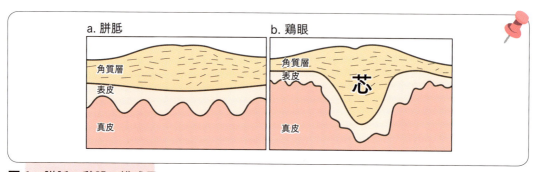

図1 胼胝・鶏眼の模式図

ケース37 胼胝

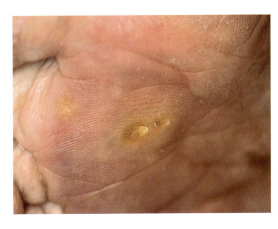

図2 鶏眼
角質増殖の中心に芯のような「眼」がある.

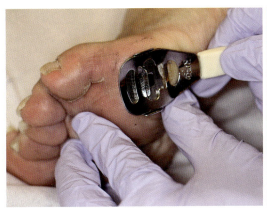

図3 角質の除去
a. コーンカッターを用いた処置.   b. 剃刀を用いた処置.

- **鶏眼**は，肥厚した角質の中心が，芯のように真皮に侵入している（**図1b**，**図2**）[1)].

> memo この芯を鶏の「眼」に見たて「鶏眼」，俗称では魚の目に見たて「うおのめ」という.

ドクターの思考を先読み

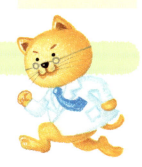

ドクター，最初の一手！ 余分な角質の除去

- 器具（コーンカッター，剃刀，ニッパー，メス，クーパーと鑷子など）を用いて除去する（**図3**）.
- 糖尿病患者では胼胝・鶏眼の下に感染を合併し，**糖尿病性足潰瘍**の原因となることがあるため，足の熱感，悪臭の有無などをチェックする（**図4**）．また，潰瘍を発症する前

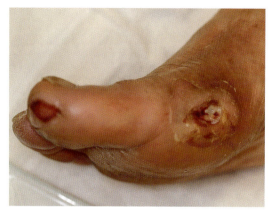

図4 胼胝の下の蜂窩織炎
糖尿病患者に生じた．足の発赤と熱感．

の定期的なフットケアが重要である．
- ケース37のように関節変形のある患者は処置後も頻繁に本症が再発するため，定期的な皮膚科受診，フットケアを勧める．
- 軽症なら市販のインソールの使用やシューフィッターのいる店での足にあった靴選びを勧めるが，重症なら義肢装具士による足底板の作製も案内する．

ナースがやるべきことはコレ！

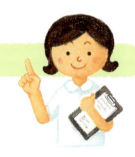

- ストッキングやタイツを着用している患者は診察のために脱いでおくように指示する．装具などを着用している場合は，なるべく外しやすいように準備しておく．
- 足が汚れている患者やスピール膏™を貼っている患者は診察しやすいように，可能であれば診察前に足浴や清拭を行い，スピール膏™もはがしておく．
- 角質を削るための器具を用意する．
- ペーパーシーツを敷いて削った角質を診察後にまとめて処分する．ベッドや床に角質が散らばっていることもあり，次の患者が入室する前にチェックして軽く掃除する．

memo どの器具を選ぶかはドクターにより好みが分かれる．

参考文献
1）清水　宏：あたらしい皮膚科学　第2版．p278-279，中山書店，2011．

（井上多恵）

ケース 38 足の親指が腫れて痛い

70歳代の女性．数日前に爪を切った．その後，左母趾が腫脹してきた．痛みが強く，歩行するのもつらい．

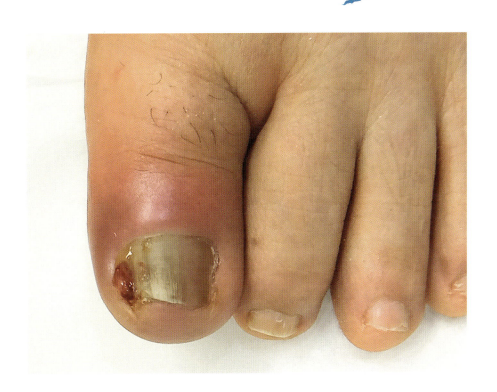

この病気は何？

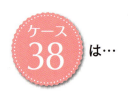

陥入爪

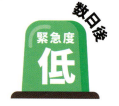

陥入爪とは

わかりやすくいうと…

爪の端が皮膚に刺さった状態

- 尖った爪の辺縁が皮膚（側爪郭）へ食い込み発症する（図1）.
- 発症の原因のほとんどは爪甲を短く切りすぎたことによる.
- 爪が食い込んだ部分に肉芽が出現する．足趾全体が腫脹することもある.
- 患者は爪が曲がっている（巻き爪）ことが多い．また，爪甲の幅が広いと発症しやすい.
- 巻き爪は爪甲が彎曲した状態である．巻き爪は陥入爪を起こしやすいが，巻き爪と陥入爪は違う疾患である（図2）.

> memo 爪甲を取り囲む皮膚を爪郭といい，爪甲の根元（爪半月の存在する側）にある皮膚が後爪郭，爪甲の両脇にあるのが側爪郭である.

ケース38 陥入爪

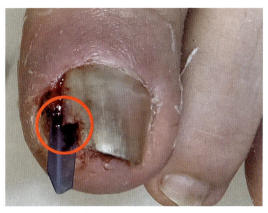

図1 皮膚に食い込んだ爪の先端を露出させた状態（○）

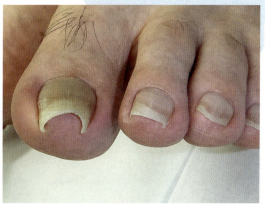

図2 巻き爪の症例
爪甲は過度に彎曲しているが，爪は皮膚に突き刺さっていない．

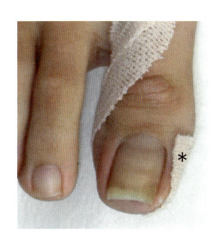

図3 テーピングで対応している軽度の陥入爪
テープの一端を爪が食い込んでいる方の側爪郭（＊）に貼りつける．爪から皮膚を遠ざける方向に引っぱりながら，テープを趾腹から趾背に回し，斜めにとめる．

ドクターの思考を先読み

ドクター，最初の一手！ テーピング

- 軽症例はテーピング（**図3**）のみで改善する．
- 重症例は塩化ビニル製チューブを挿入したり，アクリル人工爪を装着したりして治療する．
- 繰り返す場合にはフェノール法で爪の幅を狭くする処置を行う．

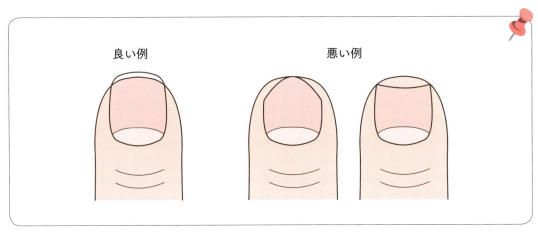

図4 正しい爪の切り方
やや長めに，爪の端と中央が同じ長さになるようにカットする．

ナースがやるべきことはコレ！

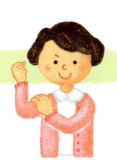

- 患者にテープの巻き方を説明する．
- 陥入爪の予防のため，爪甲の辺縁と中央部が同じ長さになるように，爪の切り方を指導する（**図4**）[1]．
- ゲフィチニブ（イレッサ®）やセツキシマブ（アービタックス®）などの抗がん薬による陥入爪は，投与を継続している間は繰り返す．このため，陥入爪に対するナースの皮膚のケアや精神的支援が，がん治療を継続するうえで重要な役割を担う[2]．

参考文献
1) 山口晴美：はじめてみよう！基礎が身につくときめきのフットケア（第7回）巻き爪のケアと予防．整外看，19（7）：730-733，2014．
2) 原田和俊，他：巻き爪と陥入爪の治療法．日皮会誌，123（11）：2069-2076，2013．

（原田和俊）

ケース 39 がん患者，足の裏が痛い

60歳代の男性．消化器がんで抗がん薬（ゼローダ®）内服中．最近，手掌・足底が赤く腫れ，歩くとチクチクして痛い，夜になるとピリピリしてしびれるような感じもある，と訴えている．

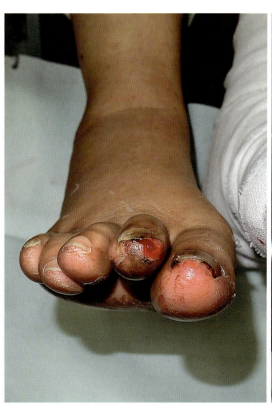
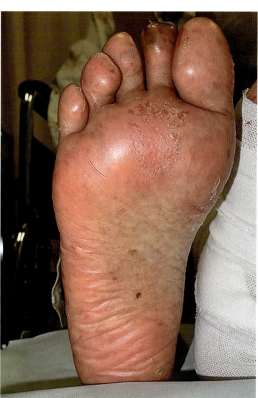
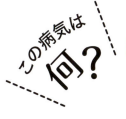
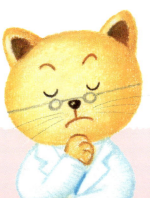

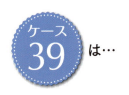

手足症候群

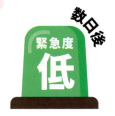

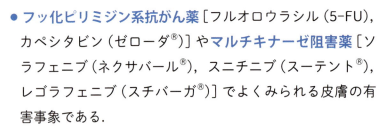

手足症候群とは
わかりやすくいうと…
手足の皮膚に生じる抗がん薬の有害事象

- **フッ化ピリミジン系抗がん薬**［フルオロウラシル（5-FU），カペシタビン（ゼローダ®）］や**マルチキナーゼ阻害薬**［ソラフェニブ（ネクサバール®），スニチニブ（スーテント®），レゴラフェニブ（スチバーガ®）］でよくみられる皮膚の有害事象である．
- 手掌や足底に紅斑・疼痛が出現し，水疱や潰瘍へ進展することがある．フッ化ピリミジン系抗がん薬ではびまん性に，マルチキナーゼ阻害薬では加圧部位に出現するとされる．
- 原因は，加圧などの物理的刺激が微小血管を破壊し，薬剤が組織に漏れて周囲組織が障害されるためとも，汗腺との関連とも想定されているが，詳細は不明である．
- リスク要因は，フッ化ピリミジン系抗がん薬では女性・高齢者，マルチキナーゼ阻害薬では高齢者・腎機能障害患者とされている．

ケース39 手足症候群

表1 手足症候群のグレード（重症度）

グレード	日常生活	症状
1：軽症	支障なし	発赤はあるが，疼痛はない
2：中等症	制限あり	部分的に水疱を形成し，時に疼痛を伴う
3：重症	遂行できない	大型の水疱を形成し，歩行困難

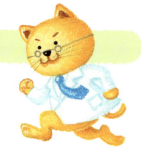

ドクターの思考を先読み

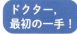 ドクター，最初の一手！ グレード（重症度）により対処

- グレード（Grade：重症度）は，1〜3に分けられる（**表1**）．
- グレード1では，very strongのステロイド外用薬（アンテベート®など）を用いる．
- グレード2では，上記外用薬に非ステロイド性抗炎症薬（ロキソニン®など）の内服を追加する．
- グレード3では，水疱の内容を吸引してstrongest（デルモベート®など）のステロイド外用薬を塗布したのち，適切な外用薬（アズノール®軟膏など）をガーゼにのばして貼付する．
- 抗がん薬の休薬は，グレード1では行わない．グレード2以上では原則休薬．グレード3では休薬のうえ，再開時減量する[1]．
- 投与薬剤がフッ化ピリミジン系抗がん薬かマルチキナーゼ阻害薬かによって，皮疹の拡大範囲を予想して早めに外用療法を開始することが重要である．

ナースがやるべきことはコレ！

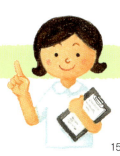

- 薬剤開始後3〜16週で出現する手足症候群は出現前の予

表2 手足症候群予防のための日常生活指導

- 足底の皮膚をチェックし，乾燥していたら保湿薬を外用する
- 入浴時には，石けんで保護的に洗浄して皮膚の清潔を保ち，温度もぬるめに設定する
- 足にあった軟らかい靴下を履く，窮屈な靴を履かない，重い荷物を持たない，長時間の歩行を避ける
- 水仕事の際は，手袋を着用する
- 爪とその周囲をケアし，正しい切り方（☞「38. 陥入爪」図4, p.152）で爪切りをする

防策が重要である．

- 薬剤投与前から足底を診て，足白癬（☞ p.62）や鶏眼・胼胝（☞ p.146）を疑わせる皮膚所見があれば，皮膚科受診を指示し，スキンケアを含む日常生活指導をする（**表2**）．

- 患者の自己判断で服薬を中止しないように伝える．逆に治療の中断が不安で正しい症状を医療者に伝えずに我慢してしまう患者にも留意する．

- 患者はドクターに必ずしも本当のことを話さないことがあるため，ナースが患者から実際の服薬状況を聞き出すことは，医療者だけでなく患者にとっても有益なことである．

参考文献
1）厚生労働省：重篤副作用疾患別対応マニュアル 手足症候群．2010.
https：//www.pmda.go.jp/files/000143976.pdf

（加藤雪彦）

ケース 40 点滴を刺しているところが痛くなった

60歳代の女性．悪性腫瘍に対する化学療法中に点滴刺入部が痛くなってきたため，点滴途中で抜去した．

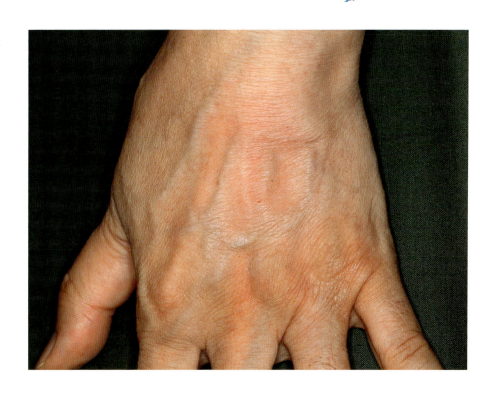

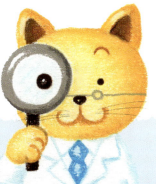

この病気は何？

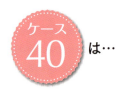
は…

抗がん薬の血管外漏出

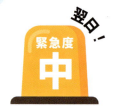

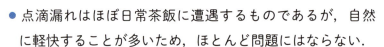

抗がん薬の血管外漏出とは

わかりやすくいうと…

抗がん薬を血管外に漏らしてしまうという有害事象

- 点滴漏れはほぼ日常茶飯に遭遇するものであるが，自然に軽快することが多いため，ほとんど問題にはならない．
- しかし，薬剤によっては壊死をはじめとする皮膚障害をきたす場合があるため，注意を要する．
- 抗がん薬は，薬剤の性質上，組織傷害性が強く，血管外に漏れれば皮膚障害をきたす可能性が高いため，特に問題になる．
- 抗がん薬は，その組織傷害性によって3種類に分ける（**表1**）．
- 第1の群は**ビシカント**（vesicant）とよばれる．少量の漏出でも壊死を生じうる薬剤群である．
- 第2の群は**イリタント**（irritant）とよばれる．少量の漏れでは壊死を起こしにくいが，大量に漏れればビシカントと同様の対処が必要である．
- 第3の群は**ノンビシカント**（non-vesicant）とよばれる．皮下や筋肉注射での投与が可能な薬剤を含み，漏れても壊死をきたすことはまずない．

ケース40　抗がん薬の血管外漏出

表1　組織傷害のある抗がん薬

ビシカント（壊死性抗がん薬）		イリタント（炎症性抗がん薬）		ノンビシカント（非壊死性抗がん薬）	
一般名	商品名	一般名	商品名	一般名	商品名
ドキソルビシン	アドリアシン®	シスプラチン	ランダ®	ブレオマイシン*	ブレオ®
イダルビシン	イダマイシン®	カルボプラチン	パラプラチン®	ペプロマイシン	ペプレオ®
エピルビシン	ファルモルビシン®	オキサリプラチン	エルプラット®	メトトレキサート	メソトレキセート®
ダウノルビシン	ダウノマイシン®	ネダプラチン	アクプラ®	エノシタビン	サンラビン®
ピラルビシン	ピノルビン®	シクロホスファミド	エンドキサン®	シタラビン	キロサイド®
アムルビシン	カルセド®	イホスファミド	イホマイド®	テガフール	フトラフール®
ビンクリスチン	オンコビン®	ダカルバジン	ダカルバジン	L-アスパラギナーゼ	ロイナーゼ®
ビンブラスチン	エクザール®	メルファラン	アルケラン®	ニムスチン	ニドラン®
ビンデシン	フィルデシン®	ラニムスチン	サイメリン®		
ビノレルビン*	ナベルビン®	フルオロウラシル	5-FU		
パクリタキセル	タキソール®	ゲムシタビン	ジェムザール®		
ドセタキセル*	タキソテール®	エトポシド	ラステット®		
アクチノマイシンD	コスメゲン®	イリノテカン	トポテシン®		
マイトマイシンC	マイトマイシン				
ミトキサントロン	ノバントロン®				

　　■ アンスラサイクリン系　　　　■ ビンカアルカロイド系　　　　■ クーリング禁忌

*イリタントとするものもある
薬剤を3群のどこに分類するかは，報告によってややばらつきがある．

> **memo**
> - vesicant とは水疱（vesicle）を作るという意味なので「水疱性」抗がん薬である．ただし，日本語訳として「発疱壊死性」「起壊死性」「壊死起因性」など「壊死」を強調することが多い．「壊死性抗がん薬」と認識しておけばよい．
> - irritant の直訳は「刺激性」抗がん薬であるが，「炎症性抗がん薬」とされることが多い．
> - non-vesicant を直訳すれば「非水疱性」，ビシカントを「壊死性」とするなら「非壊死性」抗がん薬である．「非炎症性」とされることもある．

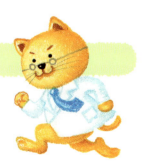

ドクターの思考を先読み

ドクター，最初の一手！ 薬剤の投与中止，静脈留置針の抜去

- ビシカントの漏出やイリタントの大量漏出の際，その他，必要に応じて皮膚科に診察を依頼する．

- 皮膚科では，局所の写真を撮影し，経過観察を行う．
- ステロイドの局所投与については，有用性のエビデンスが乏しい．各施設のマニュアルに従う．
- アンスラサイクリン系の漏出では，6時間以内にデクスラゾキサン（サビーン®）の投与を考慮する．
- 壊死・潰瘍に至った場合は，抗潰瘍治療薬の外用を行うが，手術（デブリードマン＋植皮）を要することが多い．
- ケース40は，ビシカントが少量漏れた可能性があるが，ステロイドの外用のみで壊死を生じず軽快している．

ナースがやるべきことはコレ！

- 抗がん薬漏出に対して効果が確立された処置はないので，予防と早期発見が重要である．
- あらかじめ施設のマニュアルや，日本がん看護学会のガイドライン[1]を読んでおく．
- 抗がん薬投与中，局所の発赤・腫脹・疼痛，点液速度の低下や滴下の停止があれば，血管外漏出を疑う．
- ドクターコールの前に，「ドクター，最初の一手！」を自ら行う．すなわち，点滴を止め，抜針する．抜く前にラインを介して薬剤を吸引せよ，とマニュアルに書かれていることも多い（ガイドラインでは「推奨するほどの根拠はない」とされている）．
- 局所は一般的に冷却する．ただし，**オキサリプラチン**（エルプラット®）では，末梢神経障害の発症原因となるため，クーリングは禁忌である．
- 施設の安全管理チームにインシデント報告をする．

memo ビンカアルカロイド系のみクーリングの例外とされていることも多いが，根拠はマウスの実験であり質の高いエビデンスがあるとは言えない．ガイドラインでは，抗がん薬の血管外漏出に際し，クーリングも温罨法も推奨するほどの根拠はない，とされている．

参考文献
1) 日本がん看護学会編：外来がん化学療法看護ガイドライン．1 抗がん剤の血管外漏出およびデバイス合併症の予防・早期発見・対処 2014年版．金原出版，2014．

（梅林芳弘）

解答疾患名一覧（目次）

ケース1 アナフィラキシーショック ………… 1

ケース2 蕁麻疹 ……………………………… 5

ケース3 皮脂欠乏性皮膚炎 ………………… 9

ケース4 アトピー性皮膚炎 ………………… 13

ケース5 紅皮症 ……………………………… 17

ケース6 接触皮膚炎 ………………………… 21

ケース7 単純疱疹 …………………………… 25

ケース8 帯状疱疹 …………………………… 29

ケース9 尋常性疣贅 ………………………… 33

ケース10 伝染性軟属腫 …………………… 37

ケース11 伝染性膿痂疹 …………………… 41

ケース12 丹毒 ……………………………… 45

ケース13 蜂窩織炎 ………………………… 49

ケース14 皮膚カンジダ症 ………………… 53

ケース15 癜風 ……………………………… 57

ケース16 足白癬 …………………………… 61

ケース17 体部白癬 ………………………… 65

ケース18 爪白癬 …………………………… 69

ケース19 疥癬 ……………………………… 73

ケース20 マダニ刺咬症 …………………… 77

ケース21 蛇咬傷 …………………………… 81

ケース22 薬疹 ……………………………… 85

ケース23 水疱性類天疱瘡 ………………… 89

ケース24 皮膚筋炎 ………………………… 93

ケース25 円形脱毛症 ……………………… 97

ケース26 乾癬 ……………………………… 101

ケース27 アナフィラクトイド紫斑 ……… 105

ケース28 粉瘤 ……………………………… 109

ケース29 乳房外パジェット病 …………… 113

ケース30 悪性黒色腫 ……………………… 117

ケース31 熱傷 ……………………………… 121

ケース32 下腿潰瘍 ………………………… 125

ケース33 褥瘡 ……………………………… 129

ケース34 ストーマ周囲皮膚障害 ………… 133

ケース35 肝斑 ……………………………… 137

ケース36 尋常性痤瘡 ……………………… 141

ケース37 胼胝 ……………………………… 145

ケース38 陥入爪 …………………………… 149

ケース39 手足症候群 ……………………… 153

ケース40 抗がん薬の血管外漏出 ………… 157

トリアージ一覧

※各緊急度の意味は「本書の読み方」p. ix を参照.

緊急度	ケース（正解の疾患）	備 考
高	ケース 1 アナフィラキシーショック	
	ケース19 疥 癬	感染拡大を抑える意味で**高**，特に角化型
	ケース21 蛇咬傷	
	ケース22 薬 疹	発熱やびらんがあれば（重症型）**高**，なければ（中等症以下）**中**
	ケース31 熱 傷	Ⅱ度以上広範囲なら**高**，浅いか小範囲なら**中**
中	ケース 2 蕁麻疹	血圧低下があれば（アナフィラキシー）**高**
	ケース 5 紅皮症	
	ケース 6 接触皮膚炎	
	ケース 7 単純疱疹	広範囲で発熱があれば（カポジ水痘様発疹症）**高**
	ケース 8 帯状疱疹	汎発疹や発熱があれば**高**
	ケース11 伝染性膿痂疹	発熱があれば（ブドウ球菌性熱傷様皮膚症候群）**高**
	ケース12 丹 毒	
	ケース13 蜂窩織炎	水疱や壊死があれば（壊死性筋膜炎）**高**
	ケース20 マダニ刺咬症	
	ケース23 水疱性類天疱瘡	
	ケース24 皮膚筋炎	呼吸器症状があれば**高**
	ケース27 アナフィラクトイド紫斑	腹痛があれば**高**
	ケース30 悪性黒色腫	平坦なら**低**
	ケース33 褥 瘡	膿瘍，発熱があれば**高**
	ケース34 ストーマ周囲皮膚障害	面板が剥がれなければ**低**
	ケース40 抗がん薬の血管外漏出	
低	ケース 3 皮脂欠乏性皮膚炎	
	ケース 4 アトピー性皮膚炎	
	ケース 9 尋常性疣贅	
	ケース10 伝染性軟属腫	
	ケース14 皮膚カンジダ症	
	ケース15 癜 風	
	ケース16 足白癬	
	ケース17 体部白癬	
	ケース18 爪白癬	
	ケース25 円形脱毛症	
	ケース26 乾 癬	発熱，膿疱があれば（膿疱性乾癬）**高**
	ケース28 粉 瘤	膿瘍をきたしていれば**中**
	ケース29 乳房外パジェット病	
	ケース32 下腿潰瘍	
	ケース35 肝 斑	
	ケース36 尋常性痤瘡	
	ケース37 胼 胝	
	ケース38 陥入爪	
	ケース39 手足症候群	日常生活が行えなければ（グレード3）**中**

索　引

数字・欧文

9 の法則	123
Ⅰ度熱傷	122
Ⅱ度熱傷	122
Ⅲ度熱傷	122
ABI	127
ANCA 関連血管炎	107
ASO	127
BSA	102
CADM	94
CVI	126
DDB	122
DESIGN-R®	130
DLST	87
DTI	130
ET	42
HPV	34
HSV	26
IgA 血管炎	106
IgE	14
IgG	91
KOH	63, 68
PAD	127
PASI スコア	102
SDB	122
SFTS	78
SLE	94
SpO$_2$	3, 8, 84, 96
SSc	94
SSSS	43, 92
STI	34
VZV	30
V ネックサイン	94

あ

亜鉛華軟膏	11, 44
赤にきび	142
悪性黒子型（悪性黒色腫）	118
悪性黒色腫	118
悪性腫瘍	110, 118
握雪感	51
アクネ菌	142
アシクロビル	28, 32
足白癬	50, 62, 66, 70
アセトアミノフェン	32
アダパレン	143
アタマジラミ症	79
アダリムマブ	104
圧抜き	132
圧迫療法	128
アトピー性皮膚炎	14, 27, 38, 42, 47, 102
アトピー素因	14
アドレナリン	3
アナフィラキシー	2, 8, 83
──ショック	2
アナフィラクトイド紫斑	106
アプレミラスト	104
アメナメビル	31
アモキシシリン水和物	48
アレルギー	15, 86
──性接触皮膚炎	22
──反応	2
アレルゲン	22
アロプリノール	87
アンスラサイクリン系	160
アンピシリンナトリウム	48

い

イキセキズマブ	104
異型白癬	67
一過性	6
イトラコナゾール	56, 68, 71

イベルメクチン	75
いぼ	34
イミキモド	116
イリタント	158
いんきんたむし	66
インシデント報告	160
インフリキシマブ	20, 104

う

ウイルス性巨細胞	27
うおのめ	147
ウステキヌマブ	104
うっ滞性潰瘍	126

え

液体窒素	35
エクリン汗孔腫	111
エコノミークラス症候群	51
壊死	158
──性筋膜炎	51
エトレチナート	20, 104
エピナスチン	8, 44
エフィナコゾール	71
遠隔転移	120
円形脱毛症	98
炎症後色素沈着	138
炎症性皮疹	142
炎症性粉瘤	110

お

黄色ブドウ球菌	42, 50
オキサリプラチン	160
おむつ皮膚炎	24, 55

か

外陰部	114
介助グローブ	132

疥癬	74, 79	
── トンネル	74	
外反母趾	72	
潰瘍	72, 122, 126	
化学熱傷	123	
化学療法	120	
角化型疥癬	74	
角質	147	
── 増殖型足白癬	62	
角栓	142	
牙痕	82	
過酸化ベンゾイル	143	
ガス壊疽	51	
下腿潰瘍	126	
かつら	100	
化膿レンサ球菌	46, 50	
痂皮	42	
カフェオレ斑	59	
かぶれ	22	
貨幣状皮膚炎	10	
カペシタビン	154	
カポジ水痘様発疹症	15, 27	
剃刀	147	
痒み	10, 14, 74	
── 掻破サイクル	11	
眼合併症	31	
カンジダ	60	
── ・アルビカンス	54	
── 性間擦疹	55	
── 性指間びらん症	56	
── 性爪囲爪炎	54	
間質性肺炎	94	
関節症性乾癬	102	
乾癬	102	
頑癬	66	
乾癬性紅皮症	20, 103	
感嘆符毛	98	
カンナ屑現象	58	
陥入爪	150	
肝斑	138	
乾皮症	10	
汗疱	62	

き

基底細胞癌	119
逆ゴットロン徴候	95
吸血	78
休止期脱毛	99
急性細菌感染症	42, 46, 50
急性蕁麻疹	7
急性汎発性発疹性膿疱症	86
急速進行性全頭型円形脱毛症	
	98
局所免疫療法	100
菌状息肉症	119

く

クインケの浮腫	7
クーリング	48
駆虫薬	75
クラブラン酸カリウム	48
クリオグロブリン血症性血管炎	
	107
クリンダマイシン	144

け

鶏眼	34, 146
蛍光抗体直接法	91, 108
化粧	144
ケジラミ症	79
血液培養	51
血管炎	106
血管外漏出	120
血管性浮腫	2, 7
血管肉腫	119
血漿交換	92
結節	110
── 型（悪性黒色腫）	118
ケトコナゾール	55, 59
ケトプロフェン	23
ゲフィチニブ	152
ケブネル現象	102
ケミカルピーリング	139
毛虫皮膚炎	80

牽引試験	98
ゲンタマイシン	43
減張切開	84
顕微鏡検査	55, 71

こ

抗 BP180 抗体	91
抗ウイルス薬	28, 31
抗潰瘍治療薬	160
抗がん薬	120, 152, 154
── の血管外漏出	158
抗菌薬	
	43, 47, 51, 92, 143
膠原病	94
抗真菌薬	55, 59, 63, 67, 71
口唇ヘルペス	26
光線角化症	114, 138
後爪郭	150
抗毒素血清	83
紅斑	18, 102, 122
紅皮症	18
抗ヒスタミン薬	7, 16, 23, 44
高齢者	55, 91, 115
コーンカッター	147
黒色癬風	59
ゴットロン丘疹・徴候	94
固定薬疹	91
股部白癬	66
コメド	142
コンパートメント症候群	84

さ

細菌培養	44
座瘡様皮疹	142
サリチル酸ワセリン	40
サンスクリーン剤	140
酸素	3

し

耳介	46
紫外線	138
── 照射	103

自家接種	38
趾間型足白癬	62
色素性母斑	111
色素斑	18, 138
シクロスポリン	16, 20, 104
シクロホスファミド	96
刺激性接触皮膚炎	22
自己抗体	90
自己損傷症	99
自己注射	104
自己免疫	90
自己免疫性水疱症	90
糸状菌	70
失禁	134
湿疹	7, 14, 115
── 続発性紅皮症	19
紫斑	18, 106
脂肪腫	111
しみ	138
雀卵斑	138
ジャパニーズスタンダードアレルゲン	24
習慣性丹毒	46
重症熱傷	124
重症熱性血小板減少症候群	78
重症薬疹	19, 86
重層法	11, 44
集団発生	76
主婦手湿疹	24
腫瘍	110
── 性紅皮症	19
常在菌	54, 60
小水疱鱗屑型足白癬	62
掌蹠角化症	62
掌蹠膿疱症	62
静脈うっ滞	50, 126
ショール徴候	94
褥瘡	130
触知性紫斑	106
植皮	160
女性ホルモン	138
ショック体位	4

しらくも	66
シラミ症	79
脂漏性角化症	111
白にきび	142
腎機能	28, 32
真菌	54, 58
── 症	54, 59
神経支配領域	30
人工爪	151
深在性真菌症	54
浸潤がん	115, 118
浸潤性乳房外パジェット病	118
尋常性痤瘡	142
尋常性白斑	59
尋常性疣贅	34
真皮	7
── 深層熱傷	122
── 浅層熱傷	122
深部静脈血栓症	51
深部損傷褥瘡	130
蕁麻疹	2, 6
── 様血管炎	107

す

水痘・帯状疱疹ウイルス	30
水疱	122
── 性類天疱瘡	90
スキンケア	144
スティーブンス・ジョンソン症候群	19, 86
ステロイド	3, 23, 80, 87, 91, 95, 99, 103, 108, 135, 160
ステロイド外用薬	11, 15, 20, 23, 155
── の各ランク	15
ステロイド痤瘡	142
ステロイドパルス	96, 100
── 療法	92
ストーマ	134
── 周囲皮膚炎	134

── 周囲皮膚障害	134
スニチニブ	154
スルバクタムナトリウム	48

せ

性感染症	34
性器ヘルペス	27
清潔ケア	64
生物学的製剤	20, 104
生毛部	66
セクキヌマブ	104
石灰化上皮腫	111
セツキシマブ	152
鑷子	39
接触源	22
接触皮膚炎	22, 47, 62, 134
切断毛	98
セファクロル	43
セファゾリンナトリウム	48, 52, 83
セファレキシン	43, 48, 52
セフカペンピボキシル	43
セフジニル	43
セフトリアキソンナトリウム水和物	52
洗顔	144
尖圭コンジローマ	34
仙骨部	130
洗浄	43
全身性エリテマトーデス	94
全身性強皮症	94
全頭型円形脱毛症	98
潜伏感染	30
染毛剤	24

そ

爪郭	150
爪甲	150
── 鉤彎症	71
創傷被覆材	131
壮年性脱毛症	99
爪半月	150

足関節上腕血圧比	127
側爪郭	150
そばかす	138
ソラフェニブ	154

た

ダーモスコピー	35, 75, 112
ターンオーバー	139
第XⅢ因子	107
体圧分散寝具	131
体位変換	131
体温	88
帯状疱疹	26, 30, 47
──後神経痛	31
耐性菌	43
体部白癬	66
タクロリムス	16, 96
たこ	146
蛇行型円形脱毛症	98
脱色素斑	59
脱毛斑	98
多発型円形脱毛症	98
多発性筋炎	94
たむし	66
炭酸ガスレーザー	116
単純ヘルペス	26
単純疱疹	26
弾性ストッキング	127
弾性包帯	127
丹毒	46, 50
単発型円形脱毛症	98

ち

遅延型アレルギー	22
虫刺症	50, 79, 80, 91
中心臍窩	38
中毒疹	88
中毒性表皮壊死症	19, 86, 92
超音波検査	112
貼布試験	24, 87

直接鏡検	
	55, 59, 63, 67, 71

つ

ツァンク試験	27, 30
ツツガムシ病	88
爪カンジダ症	54
爪切り	72
爪白癬	70
つめみずむし	70

て

手足症候群	154
低温熱傷	123
低タンパク血症	20, 131
テーピング	151
デクスラゾキサン	160
デスロラタジン	8
テトラサイクリン塩酸塩	43
手白癬	66
デブリードマン	
	51, 127, 131, 160
テルビナフィン	64, 68, 71
転移	114
電撃傷	123
点状出血	34
伝染性軟属腫	15, 38
──ウイルス	38
伝染性膿痂疹	15, 42
癜風	58
天疱瘡	90

と

凍結療法	35, 40, 116
糖尿病性足潰瘍	147
頭部白癬	66
ドキシサイクリン	144
毒蛾皮膚炎	79
ドクターコール	160
毒蛇	82
とこずれ	130
とびひ	42

ドライスキン	10
トラネキサム酸	139
トラマドール塩酸塩	32
トリコチロマニア	99

な

内臓悪性腫瘍	94
内服誘発試験	87
ナイロンタオル	10
ナジフロキサシン	43, 144

に

にきび	142
ニコチン酸アミド	92
ニコルスキー現象	92
日光角化症	114, 138
日光黒子	138
日光皮膚炎	122
日本紅斑熱	78
乳児	14
乳房外パジェット病	
	114, 118
乳房パジェット病	115
入浴	12
尿検査	107

ね

熱傷	122

の

膿痂疹	42
嚢腫	110
膿疱	42
──性乾癬	103
膿瘍	110, 131
ノンビシカント	158

は

バージャー病	127
肺血栓塞栓症	51
バイタルサイン	48, 52
排尿障害	31

白色癜風	59
白癬菌	63, 66, 70
剥脱性皮膚炎	19
破傷風トキソイド	84
蜂刺症	3
パッチテスト	24, 87
抜毛症	99
ハブ	82
バラシクロビル	31, 28
瘢痕	142
── 性脱毛症	99
絆創膏	92
汎発疹	31

ひ

皮下組織	46
光接触皮膚炎	23
尾骨部	130
皮脂	142
ビシカント	158
皮脂欠乏症	10
皮脂欠乏性皮膚炎	10
鼻唇溝	46
非ステロイド性抗炎症薬	155
ヒゼンダニ	74
ビタミン C	139
ビタミン D$_3$	103
ヒト乳頭腫ウイルス	34
皮膚悪性腫瘍	114, 118
皮膚悪性リンパ腫	118
皮膚潰瘍治療薬	127, 131
皮膚がん	114, 127
皮膚カンジダ症	54, 135
皮膚筋炎	94
皮膚生検	20, 91, 95, 107, 111, 116, 120, 127
皮膚線維腫	111
皮膚保護剤	134
日焼け	122
表在拡大型（悪性黒色腫）	118
表在性真菌症	54, 59, 62
表皮	7

── 内がん	114, 118
── 剥脱毒素	42
日和見感染	55
ビラスチン	8
びらん	42, 122, 126
ビンカアルカロイド系	160

ふ

ファムシクロビル	28, 31
風疹	88
フェキソフェナジン	8
フェノール法	151
フェノトリン	76, 80
腹部症状	107
服薬状況	156
フシジン酸ナトリウム	43
浮腫	124
フッ化ピリミジン系抗がん薬	154
フットケア	148
ブテナフィン	68
ブドウ球菌性熱傷様皮膚症候群	43
プリックテスト	87
フルオロウラシル	154
プレガバリン	32
ブロダルマブ	104
分子標的薬	142
粉瘤	110

へ

閉塞性動脈硬化症	127
ベタメタゾン	44
ヘノッホ・シェーンライン紫斑病	106
ヘパリン類似物質	16
蛇咬傷	82
ヘリオトロープ疹	94
ヘルペス	26
胼胝	34, 146
扁平母斑	59

ほ

蜂窩織炎	46, 50, 62, 148
放射線療法	120
疱疹	26
膨疹	6
乏尿	124
補液	3, 124
ボーエン病	114
ほくろ	118
保湿	144
── 薬	11, 16
ボチシート	44

ま

巻き爪	150
摩擦	138
麻疹	88
マダニ	78
── 刺咬症	78
末梢神経障害	160
末梢動脈疾患	127
末端黒子型（悪性黒色腫）	118
マムシ	82
── 咬傷	82
マラセチア	58
マルチキナーゼ阻害薬	154
慢性静脈不全症	126
慢性蕁麻疹	7

み

みずいぼ	38
みずむし	62
ミノサイクリン	48, 92

む

虫刺され	79
無毒咬傷	82

め

メイク落とし	144
メラニン	139

メラノサイト	118
メルケル細胞癌	119
面板	134
免疫グロブリン大量療法	92
免疫抑制薬	16, 92, 96, 104
綿棒	35
面皰	142

も

毛孔	142

や

薬剤性過敏症症候群	86
薬剤リンパ球刺激試験	87
薬疹	86
やけど	122
ヤマカガシ	82
ヤマトマダニ	78

ゆ

有棘細胞癌	119

ら

雷撃傷	123
ライム病	78
落屑	102
ラノコナゾール	68
ラムゼイ・ハント症候群	31

り

リドカイン	40
隆起性皮膚線維肉腫	119
良性腫瘍	110
リラナフタート	68
臨床像	111
臨床的無筋症性皮膚筋炎	94

鱗屑	18, 58, 63, 66, 102
リンパ節転移	120
リンパ浮腫	50

る

ルリコナゾール	55, 64, 68, 71

れ

レーザー治療	139
レーザートーニング	139
レゴラフェニブ	154
レボセチリジン	44

ろ

老人性色素斑	59, 138

ナースができる！
皮膚病変の見極め術（トリアージ）40　Ⓒ 2018
定価（本体 2,000 円＋税）

2018 年 4 月 1 日　1 版 1 刷

編 著 者　梅　林　芳　弘
　　　　　うめ　ばやし　よし　ひろ

発 行 者　株式会社　南　山　堂

代 表 者　鈴　木　幹　太

〒113-0034　東京都文京区湯島 4 丁目 1-11
TEL 編集(03)5689-7850・営業(03)5689-7855
振替口座　00110-5-6338

ISBN 978-4-525-50041-2　　　　Printed in Japan

本書を無断で複写複製することは，著作者および出版社の権利の侵害となります．
JCOPY ＜(社)出版者著作権管理機構　委託出版物＞
本書の無断複写は著作権法上での例外を除き禁じられています．複写される場合は，そのつど事前に，(社)出版者著作権管理機構（電話 03-3513-6969，FAX 03-3513-6979，e-mail: info@jcopy.or.jp）の許諾を得てください．

スキャン，デジタルデータ化などの複製行為を無断で行うことは，著作権法上での限られた例外（私的使用のための複製など）を除き禁じられています．業務目的での複製行為は使用範囲が内部的であっても違法となり，また私的使用のためであっても代行業者等の第三者に依頼して複製行為を行うことは違法となります．